1年以内にうつ病から
回復したいあなたへ

うつ克服専門カウンセラーが伝えたいこと

後生川うつ専門研究所 代表
看護師
後生川礼子

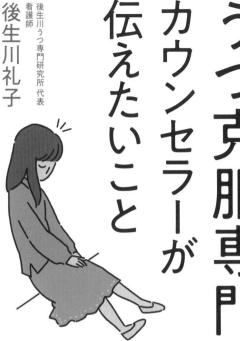

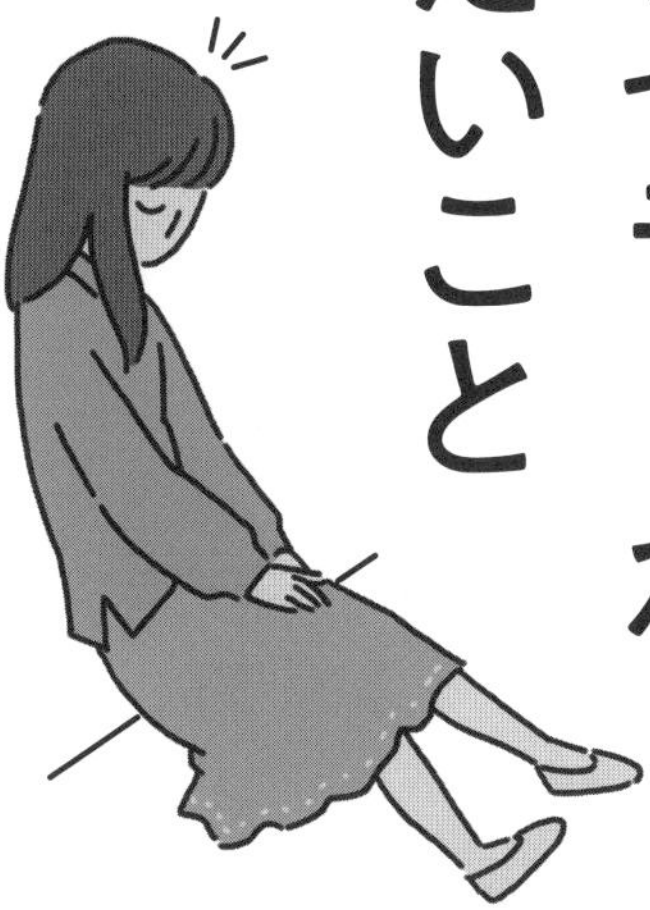

ごま書房新社

はじめに

私が「うつ克服専門カウンセラー」となった時、じつはまだ半日は「現職の看護師」として勤務していました。

その時に体験したのが熊本地震でした。

連日のように、地元新聞で見かける様になったのが「うつ病、自殺、心のケア…」といった言葉でした。

当時を思い起こすと、白衣を着て看護業務にあたりつつも、次第に、ある想い、言葉が強く私の心の中に溢れていきました。

「このまま何もしなければ、うつ病も自殺もどんどん増えていく！」

「うつを体験した私はこのままでいいのか!?　ぜったいに違う！」

平成28年6月末で勤務先を退職、今の活動に専念することとなりました。

「うつ病・自殺・精神科看護」

これは、自分に与えられた人生のテーマなのだと考え、ちいさな一歩を踏み出しました。

たった一人での旅立ちでした。明日の収入保障も、守ってくれる組織も、相談できる上司もいないままに…。

「元患者」の無謀な挑戦が始まったのは、うつ病を克服してまだ1年数か月後のことでした。

それから6年目。この期間、「うつ克服」という目的のために、多くの先生方から学び、多くのクライアント様から学びながら、「うつ克服専門カウンセラー」として活動してきました。

本書の「第4章」は、うつ克服へ向け試行錯誤しながらも前に進もうとされている方たちと私との「うつ病」との闘いの記録でもあります。

うつ病だけではなく精神科医療からも卒業していかれる方々から、「生きててよかった、死ななくてよかったんだ！」。

その言葉を聞くたびに、私自身も「生きててよかった」と心から思うのです。

私が住む「火の国」くまもと

その象徴である、あの熊本城のすばらしい石垣を見るたびに思うのです。お城を支える「土台」がしっかりしていないと、些細なことでグラグラしてしまう。一つ一つの石が絶妙なバランスで組み合わされる事によって石垣は出来ているのです。

うつ病を、崩れかけた石垣にたとえれば、「お薬」という「石」だけでなく、「睡眠」「食生活」「運動」といった、一つ一つの「石」を積み上げることで、しっかりとした「土台」となり、頑丈な「石垣」となるのではないでしょうか。

私の元には、書籍やブログ、ホームページなどから知った方々からたくさんのお問い合わせを頂きます。しかしクライアント様の半数の方は直接お会いしたことがありません。でも、それでもいいのです。その方たちが、うつ病を乗り越え、心から笑顔で人生を生きて下さるのなら…。その方の笑顔に、また笑顔になる方々がいて、日本中に幸せの「輪」が広がっていくのなら…。

本書が刊行を迎えるためには、多くの方々の支えなしにはあり得ませんでした。

とくに、アンケートにご協力くださったクライアントの皆様には、心より感謝申し上げげます。皆様から寄せられた言葉の一つ一つに、きっと多くの方々が励まされることでしょう。

うつ克服という正直、シビアなテーマを「人生の目的」と決意した以上、これからも体験するであろう困難に負けずに、火の国の国人《くにびと》として邁進します。

本書が、一人でも多くの方々の新たな人生を歩む道標となることがあれば幸いです。

令和3年11月

看護師　後生川 礼子

目次

第3章 うつ病と「運動」について

第4章 後生川うつ専門研究所「20時間カウンセリング」の記録

※注意
本書の記載は、特定のひとの、特定の場合について述べたものであり、すべての人にあてはまるわけではありません。

したがって本書の著者および出版社は、本書の情報を誤用したことがきっかけで何らかの健康被害が生じたとしても、その責任を負うものではありません。

薬剤を用いた治療を変更・中止しようとするときには、必ず医師の指導を受けて下さい。(著者)

第1章

うつ病と「睡眠」について

【「睡眠」の軽視こそが大問題】

いわゆる「デキル人」の中には睡眠時間の短さ（自分はヒマな人間ではない）を誇らしげに語る方もいますが私は心配してしまいます。この方、うつ病予備軍ではないでしょうかと。

何事にも結果を出す方は、むしろ睡眠の重要性を指摘しています。私を含め、うつ病になった方は「自分が何で突然うつになる?」となります。しかしある日、突然うつ病になったのではなく、気付かない間に「うつ」予備軍になっていたのです。

〝睡眠負債〞を抱え続けたツケは、数週間後か数カ月後か数年後か、何かの症状として表われてくるのです。睡眠は「単なる休息だ」と考えておられる方がいますが、私はそう思いません。

睡眠は「心身のメンテナンス」「美容」「肥満防止」「記憶の定着」「免疫力向上」等、たくさんの効能があります。脳や内臓、自律神経系、ホルモン系、免疫系などその日に生じてしまった体内のあらゆる不具合をリセットし、翌日の活動に備える大切な整備の時間となります。

むしろ質のいい睡眠をとることで、人生課題の大半は解決できるのではないかとすら思うのです。

寝不足のまま「前向きにがんばろう！」と思っても強い倦怠感で思うように動けませんし、他者の話すら頭に入ってきません。正しく理解して記憶することも難しくなります。不眠だけでなく過眠もですよね。このような睡眠リズムの乱れによって、集中力や判断力が低下すると、仕事のパフォーマンスやコミュニケーションにも影響します。だから睡眠を軽視することは絶対にありえないわけです。

睡眠障害が不安な気持ちを呼び起こし、不安は睡眠障害を引き起こします。この負のスパイラルから状況がどんどん複雑化していきます。「そもそも、初めの問題は何だったっけ？」と言いたいくらいに。うつ回復のプログラムを考える際の最大優先は「睡眠の質の改善」、それ以外は二の次だと私は考えます。

不眠症とうつ病には双方関係があり、慢性的に質の悪い睡眠習慣が続くと、あらゆるストレスに対応出来なくなります。同じ出来事でも、うつ症状が出る方と出ない方の差はストレスに対応出来る「体がどうなのか?」、ここですよね。

これらを無視してメンタルヘルス問題を語るのは、どうも順番が間違っています。そして寛解期に睡眠障害の症状を残してしまうと再燃・再発の火種になりえますから、予防にも回復にも再発防止においても、「睡眠の質を高める」ことは鉄則なのです。

睡眠とアルコールの関係も忘れてはいけません。適量の飲酒であればストレス解消になって問題ありませんが、過剰飲酒の習慣はとうぜんＮＯです。抑うつ気分を招き、精神疾患や自殺につながるといった専門家からの指摘は以前から挙がっています。

精神科の薬物療法を受けている方は、完全断酒が基本。この事を知らない（主治医に言われたことがないという）方は、そのアルコール習慣こそがうつの回復を遅らせてしまっている事実を知って頂きたいのです。

主治医に質問されないから「答えていないだけ」の方は、薬物療法の効果がないと嘆く前に、飲酒習慣の事実をまず主治医へお知らせください。しっかり話し合ってください。薬物療法を受ける以前の大問題です。

毎日楽しいことばかりではありませんから、知らないうちに平日の飲酒が習慣化してしまう方もいます。現実を忘れたい、中年の孤独を癒したい、寂しさを紛らわせたいから気絶したように眠りたいという方も沢山見てきました。でも現実は利尿作用で夜間頻尿、覚醒後に再入眠できない、朝の吐き気と倦怠感に頭痛、嘔吐、口臭や体臭…。

これって翌朝の心身状態はどうでしょうか。気分爽快ではなさそうですよね。うつ病じゃなくても、抑うつっぽくなりませんか。この習慣が続けば身体に不調をきたすのは当然。とはいえ、やめられない方へ一方的に断酒指導する前に、まずは本人が抱えている根本原因、つまり飲まずにいられない寂しさや孤独、家族背景や生活背景にしっかり耳を傾け、根気強く一緒に見直していく必要があると私は思います。深い何かが、あるから…。

また、飲むこと以外に自分のストレス発散や癒し方がわからなくなっている点も問題ですね。大人になると競争社会に巻き込まれ、本音で話せる友人はなかなか出来ません。人を信頼できない性格や自己開示できない性格、コミュニケーションの取り方に自信がない、仕事以外のやる事がない、家庭に居場所がない…。

でも考えてみてください、お薬には上司が優しくなる効能、友達が出来て孤独を感じなくなる効能、奥さんが優しくなる効能、悩みのない人生になる効能は、残念ながらありません。また、通院先の精神科医や看護師や薬剤師に癒しを求めても無理です。「頓服を飲まないと、やってらんない」という方のように「アルコールを飲まないとやってらんない！」という方は、この先どうしたいのでしょうか。生き方はご自身で選んでいいのです。変わりたいと思えば変わるための一歩を進んでみませんか。

そのプライドはもう捨てて、しっかりと自分と向き合ってください。無理ならぜひ専門家へご相談ください。

コタツで気持ちよくうたた寝していた時のこと、アルコールを飲まずに楽しく過ごしていた時のこと。自分がどう考え、どのような生活習慣をもっていたか振り返ってみましょう。

実家で飼っていた犬や猫、なつかしいあの味、あの旅、あの青春の音楽、あの雑誌、あの人と話す…。

癒し方は人それぞれです。振り返ってみると解決のヒントが必ず見つかりますよ。

その心地よさや心の安定も、睡眠の質を高める要因になっていくのです。

【うつ病に至る前】

看護師として働くには「夜勤」を避けては通れません。日勤だけの環境もありますが、私は経済的理由から夜勤のある病院で働いていました。雇用されて働く方法しか知らなかったため、夜勤手当で収入を増やす方法以外に思いつかなかったのです。

管理職のお話も頂きましたが子供がちいさかったことや、ロールモデルとしたい上司がいなかったこと等、職場の未来に明るいイメージが持てず断りました。

看護職のメンタルヘルスが問題視される要因として感情労働や肉体労働のほかに、「夜勤」という体内時計を乱す働き方が根底にあると言えます。不規則な睡眠や食生活は女性ホルモンバランスをも乱し、イライラしやすくなります。

私には家事と育児もあります。自分の時間なんて皆無であり、結果的に削られてしまったのが「睡眠」でした。

当時の口癖は「寝てる場合じゃない！」。これは大きな過信でしたね。気持ちは若いと思っていても体は違っていたのですから。

体調不良でも「休むことは、怠けている事」「休むことは、人に迷惑をかける事」だと考えていました。

とある勤務先では、欠勤翌日は病棟にお菓子をもっていかなければいけない（迷惑かけてしまったスタッフたちへの謝罪）という暗黙ルールがあり、証拠として欠勤日に受診した領収書を提出しなければいけませんでした。

そういった事が本当に面倒で、安易に休む気持ちになれなかったのです。所属する部署の管理者次第で「休み方」が違ってきます。当時は、「休むことも生きること」だと考えられませんでした。

「看護師たるもの…！」この歪んだ使命感と自己犠牲の精神こそが「睡眠」を軽視することに繋がり、その後の不調につながっていったと感じます。

そもそも論ですが、子育て中に夜勤再開する判断こそ誤りでしたし、収入が減ったら支出を減らす最大限の努力をすべきでした。これまでの生活レベルを落としたくないというプライドの高さも原因。

いつも低空飛行状態のメンタルで悶々とした日常を過ごしていました。

もちろん、不規則な勤務体制の看護師がみんなメンタル不調をきたすわけではなく、自己管理能力の差です。私は自己管理能力の低い看護師だったことを認めざるを得ません。

そうした中、わずか1か月の間にトラブルが重なりました。いま、振り返ると些細な事だったのです。そこまで悩む必要もなかったはずですが、抵抗力のない身体は自動的にマイナス思考に。不安解消のためにネット検索を繰り返してしまいました。

情報によって生まれた不安感が不眠をよび、不眠が不安感を招きます。この瞬間まさに負のスパイラルが始まったのでした。

それからもう一つ。「看護師」は永久資格で、全国各地で募集中。人の出入りが激しい業界です。昔は何かにつけて「歓送迎会」という飲み会が開催されていました。

翌日の業務に支障がある飲み方はしませんが、お誘いを断れない性格や雰囲気もあって自然と飲む機会が増えていったのです。プライベートでも職場の方々と付き合わなければいけない状況に大きなストレスを抱える様になりました。

「疲れる、他の健康的な方法で歓迎できないのか、新人さんは断れないだろう、はぁ面倒くさい」が当時の心の声。

看護の仕事は大好きでしたが、業務以外の事にエネルギーがそぎ落とされるのは納得できませんでした。とはいえ、アルコールにもれなくついてくる高カロリーの飲食は肥満の後押しになり、胃もたれや倦怠感もぬけきれません。いい人と言われたい、嫌われたくない私の性格も問題。

しかし、それ以前に自分の生きがいや楽しみがなかったこと、こころ開ける友人がいなかったこと、ストレス発散法を持ち合わせていなかったことも発症の要因だったと考えています。うつになって一番困ったのが「精神状態を安定させること」でした。

不安や不満を抱えた時どうするのか、何をしている時がリラックスできるのか、どんな音楽、どんな香りに自分は癒されるのだろう。これは考えたこともありませんでした。

心の不調を抱えた患者さんのケアは、看護師の顔と言葉で適切に行えたとしても、自分のストレスケアには全く目を向けていなかったのです。

たぶん私のような医療従事者は多いかもしれません。

「ストレス解消？　そんな時間もお金もないし」これが口癖でしたね。お金と時間をかけない方法だってあったはず。むしろお金をかけずしてストレス解消が出来るはずないと思い込んでいました。お金をかけない方法こそ習慣化できるのにです。

この答えがわかっていれば、この後うつ病になってしまった時に、もっと早く薬を手放すことが出来たのではと思います。

独身の頃はＪＡＺＺ Ｂａｒで少量のお酒を静かに飲むのが好きでしたし、実家の犬の散歩は癒しでした。色ペンやシールを使ってお手紙を書いたり、図書館で読書することも好き。熊本の阿蘇山や不知火海をバイクでツーリングすること、温泉へいって囲炉裏で田楽料理を食べること。自衛隊や警察音楽隊の演奏会を見に行く、クラッシックのＣＤを聴く…。

ゆっくり振り返ると、私にも自分の癒し方がたくさんあったのです。しかし、いつの間にか自分で自分の癒し方が分からなくなっていたのでした。

【うつ回復に向けて】

「どうやって眠るんだっけ…」

うつ症状が出はじめてからは夜が来ても、朝が来ても眠れません。天井や壁の模様だけをずっと見ていました。カチカチカチ…時計の音がやけに気になり始めます。昼寝をしようとしても体が拒否反応を起こし、パニック発作が出て24時間一睡も出来ない日が続いていきました。

人間が眠らない生活を続けると精神状態がどうなっていくのか…。これは想像を絶します。リラックスの仕方が分からず、一睡も出来ていないのにあくび一つ出ません。つねに神経が高ぶって目がギラギラし、些細な刺激に過剰に反応します。つねに見えない敵と戦っている状態でした。藁をもすがる思いでドクターショッピングを繰り返してしまい、私は睡眠に関する様々なお薬を服用する事となりました。

眠れないと翌日動けません。中途半端な時間に服用した強いお薬が体に残って、ベッドから起き上がることも出来なくなりました。

動かないのでお腹もすきません。食べないと、エネルギー不足でまた動けなくなり、動かないと体が疲れないので眠たくならず、夜はまた不安の闇に襲われるのです。運転や買い物、子供のお迎え、台所に立つ…。

そんな当たり前に出来ていた日常生活へも支障が出始めて、どんどん、うつ病以外の付随した課題に繋がっていきました。

「つらいんですね、そうですか。では楽になるように別のお薬を試してみましょう」

診察のたびに増薬されたり処方内容が変わってしまい、何が効いているのか効いていないんだか混乱してきます。

最後の砦とおもって期待し過ぎた主治医への不信感から、怒りで眠れませんし、受診のたびに自己嫌悪。でも診察室を出ると絶望感にさいなまれるのです。

うつ症状が複雑化する原因は、この初期段階で患者が気付いていないことへ適切な助言がなされないこと、社会の中に正しい情報が少ないことだと言えます。

もう、感情のジェットコースターに乗っている感覚でした。そして職業柄うつ病に関する知識もあったことで、一般の方よりも不信感と拒否反応が大きかったように思います。

「これは薬価が高いから、たくさん私に飲ませて、先生は儲けようとしているんだな」

そんな被害妄想も止まりません。自分の治療へ誠実に向き合うことが出来ずにいました。

「精神科の経験もある看護師なのに、眠り方や治し方も知らないのですか」

「患者さんへ、後生川さんはどんな看護をしてきましたか。自分が言ってきたことを、そのまま自分に取り入れてみたらいいんですよ」

「たぶん精神科の教科書に載っていますから、次の診察日までに読んできてください」


主治医にそう言われ、うつ病の患者さんにどんな看護をしてきたのか振り返りました。そうです、答えは…

「お薬を勝手にやめないでください。処方通りに飲んで休んでください、きつい時は早めに受診してください」といった、ありきたりの言葉だったと気付いたのでした。

「どうしたらお薬に頼らず爆睡できるんでしょうか」

「どうしたらうつ病から抜け出せますか、治る方法を教えてください」

それを言うと、なぜだかセロトニン説の話になっていきます。たぶん当時の主治医は治した経験がなかったのかもしれないと、のちに気が付きました。しかしお互いの信頼関係のなさも、無意味な診察時間に繋がってしまいました。先生へ言いたいことも言えない自分も情けなくて、帰宅後には自己嫌悪。その感情もまた不眠に繋がっていました。

その後、最悪な状況を（ここは前書を一読ください）経たのち

「お薬は最小限、最低期間にしたい」

という願いに理解いただける医師と出会うことが出来、治療は振り出しに戻りました。

「何のために、自分は薬物療法を受けているんだろう」

と考えました。そう、治すため、まず眠るためです。自分が何を考えて何を不安に思っていて、何が疑問なのか。先生との言葉のキャッチボールをしなければ、スタートラインにも立てないんだ。

「薬がぜんぜん効きません」と伝える前に、他力本願にならず「回復するための努力」をしなければいけないんだと気が付きました。お薬が最大限に効果を発揮してくれる状態ってどんな状態なんだろうか、命がけで私は考えました。

　患者がどんな格好で、どんな寝具で、どんなふうに過ごしているのか。家はどんな匂いで、どれくらいの室温で、お布団で何をしているのかなんて主治医は知らないし聞かれませんよね。先生から質問されない、イコールしなくていいという訳ではありません。

　聞かれないなら、自分で考えるしかないわけです。この先生に人生全てをお任せるのも危険だと判断しました。

同じ曜日の待合室の顔ぶれは大体決まっていきます。皆さん、顔色が悪くてどうも回復しているように思えません。

いやだ、自分だけは早くうつから脱出したい！って、本当にもがいていました。

当時はいちばん下の子が3歳、「ママと一緒にねる！」と毎晩大泣き。しかし、自分のやるべき仕事は寝る環境を整える事と、そして昨日より10分でも深く長く眠る事だと思い、家族の協力を得て、最大優先の項目「睡眠改善」に取り組みました。

まず汗と涙と、何日もお風呂に入ってない汚れがしみ付いた不潔なシーツを取り替え、気持ちがおちつく肌触りの毛布に変えました。豆電球も消して月明かりだけ。日中に締め切った部屋には、なんともいえない空気が漂っています。歯を磨く意欲すらないのですから、吐いた息も美しいものではありません。

この不潔な空間で眠ることが自然治癒力や生命力の向上に繋がるはずありません。

また、お布団の中で「うつ病」の情報検索してた携帯。これも睡眠の質を低下させる最大の悪の根源。どうせ連絡なんて入ってこないのですから潔く手放しました。

元来の冷え性が悪化し、震えて眠れない日もありました。知人からの助言で電気毛布を使用しましたが、体温調整がうまくいかずやめました。

ホットミルクを勧められて何日か飲みましたが、基本的に牛乳が苦手でお腹を壊してやめました。何気なく見てしまった殺人のニュースが、自分の希死念慮と重なって恐怖心で眠れなくなるのでＴＶも全部やめました。

当時は「○○を飲むといい」、「○○を聴くといい」等とたくさんの情報が出回っていましたが、最終的には自分の五感だけを信頼し、自分なりの心地よさで判断、選択し睡眠環境を整えるようにしていったのです。枕の高さや首の角度、枕の色、こういった五感に関わることも無視しないように整えました。

些細な違和感ごときで、睡眠を削られるのは絶対にイヤでしたし、お薬が効かないと文句を言う前に、患者側として考えなければいけない事が本当はあったのです。

「大丈夫だよ、今日も眠れるから不安にならなくていいよ」
「夜がくれば、私は眠れる眠れる」と自己暗示。
「いや、でもさ」って反論する自分も出て頭の中で朝まで討論会が始まります。

それでも自分で自分をしっかりと安心させてあげるのです。だって誰も安心させてくれませんから、自分でやるしかありませんでした。

対人恐怖で外出が出来ない時は、陽が沈んでから歩いてみましたでも、運動に伴って神経が高ぶり余計に寝つきが悪くなりました。

夜の散歩はやめストレッチを行い、感謝の日記を書き、優しい言葉を口に出したりして、睡眠導入剤がより効果的に反応しやすいよう身体をリラックス状態に向かわせることに専念しました。

試行錯誤の結果、少しずつ睡眠の質が上がり、布団から出られる日や、家事が出来る日も出てきたのです。起床と就寝リズムを乱さぬよう、寝て起きて寝て起きて…、と体にしみこませて体内時計を整えていきました。

努力は裏切りません、身体はしっかりと答えてくれます。こうしていつか来る減薬にも正々堂々と挑めるよう進んでいきました。その約9か月後にはお薬なしで、夜もぐっすり眠れるようになっていました。

減薬中は「お薬が減って、うつが戻ったらどうしよう、大丈夫かな」という減薬に対する新たな不安感を自分でつくらない様にし、ちいさな自己肯定感をかき集めながら、やるべきことを淡々と一人で継続していったのです。

それから薬物療法を受けるようになってから、アルコールは一切断ちました。飲酒を許可してる医師もいますし、私もとくに主治医から指示されたわけでもありません。

「看護師なら禁酒の常識ぐらい知っているだろう」

と思っていたのかもしれませんね。治りたいならアルコールは絶対禁止。そして、早く治りたかった私は禁酒をすることにしました。

希死念慮がひどい時は、すべての薬をお酒に混ぜて飲んだら…、と頭によぎった事もありますが、それでも死ねなかった方々を沢山知っていました。

せいぜい胃洗浄されて閉鎖病棟に入院させられるかなって。どんなに魔が差してもかき消していました。

そもそも、お薬が効果を発揮しないのは受け入れる側の問題もあります。お薬をパクっと飲めば、サッと気絶したように眠れるものではありません。

「これで本当に根本から治るのか、一時しのぎは危険だ」

これは看護師時代から口に出さずとも思っていた事でした。この早期解決に至ったすべての視点は、生活を看るという看護経験がなければ気が付けない事だったと思います。すべての病気は生活がつくるからです。

【うつ克服後の再発防止】

断薬後1年間、昼寝をしなかったのは些細な睡眠の乱れが再発のきっかけになるからでした。不眠が不安を呼び、不安がまた不眠を呼びます。眠りたくても眠れない恐怖心を体験していたので1日の起床・就寝リズムだけは乱さない様に心掛けました。

アルコールは中途覚醒や利尿作用で夜中にトイレへ行きたくなります。それに起床時の気分不快、顔の浮腫《むくみ》や倦怠感、頭痛や胃もたれを招いてしまい、まさしく抑うつ状態と同じ。この感覚によって記憶がフラッシュバックしてしまうのが怖かったので、克服後1年間はアルコールを口にしませんでした。

生理の時期だけは、神経がたかぶる感覚で寝つきが悪くなっていましたが半年ほどでゆっくりと収まっていきました。もちろん今はまったく問題ありません。

仕事も睡眠に密接に関わっていることが分かってから、働き方も見直すことに。じつは看護というのは、臨床だけではなく看護教育や看護研究、企業や旅行業界や保育園、講師業や起業など選択肢が膨大にある事を知ったからです。

すべて適材適所で、出来る方が夜勤業務をしたらいいのです。私の場合、夜勤は家計を支える目的でしたが、その「目的」を果たす方法は他にもあると気が付いたのでした。

読者の皆さんも、働き方と不眠が関連していると思うなら見直した方がいいかもしれません。その仕事は命を削ってまで自分がやるべき事か、今一度振り返ってみてくださいね。

そして、お酒を辞めたことで睡眠の質が向上しました。お酒の力を借りないと本音が話せない、言いたいことが言えないという性格も見直し、コミュニケーション方法も改善しました。起業当初は、

「お酒にも付き合えないと、立派な経営者になれないぞ」

「女性一人でやっていくには、付き合いも大切にしないと」

と飲酒を強要してくる男性経営者らに出会いましたが、私はお酒の力を借りて生きる事をやめた人間です。仕事柄、お誘いを受けた際には乾杯程度にして本題の打ち合わせに集中するか、皆さんの会話や雰囲気を楽しませて頂くようにしています。

翌日、対面仕事があるとメイクものりませんし、吐く息が臭うと体調の悪いクライアント様に失礼になります。遅い時間に飲食をすると太りますし、翌日胃もたれがして仕事が効率的にはかどりませんよね。

うつ病の方は五感が敏感です。マナーとしても気を付けています。

正社員で雇用されていると、まず出勤さえすれば固定給は頂けますし、指示待ちの仕事をこなすだけでも何とかなります。自分に出来ない事はチームでフォローしてくれます。

しかし個人事業主となった今、そういう甘えは一切通用しなくなりました。尊敬する経営者から言われました。

「体調管理一つで信頼を失う。仕事も看板も失う。甘えは許されない世界だ。出来ないなら組織（雇用される看護師）に戻れ」

その言葉は今でも心にあります。体調管理も仕事の一つなのだと身をもって知ったことも、今の価値観に繋がりました。

そして実は、私はたばこの臭いが生理的に苦手でした。どうも頭が痛くなるのです。嗜好品のことをとやかく言ってはいけないと思い我慢していましたが、療養中に五感を活用したリハビリをしていたため、たばこやお酒の臭いには今でも敏感で、拒否感があります。

「それって偏見だよ、タバコも酒も自由。人間って中身が重要だよ」

と考える自分もいますが、睡眠の質を低下させる事柄から距離を置き、無理な事は無理だと受け入れるようにしています。

睡眠の質に悪影響を与えることは可能な範囲で除外です。

すべては再発防止策としてです。あなたは、どうでしょうか。

この原稿の執筆時点では（新型コロナウイルス対策）、仕事のほとんどをオンラインカウンセリングに切り替えてしまったので部屋で過ごすことが増えました。明らかに肉体疲労は激減し、浮腫やすくなってしまいました。

時間管理をして体を動かす時間を毎日つくっています。毎日湯船に浸かり、ちゃんと髪の毛も乾かして、ＪＡＺＺを聴きながら日記を書く。私が心地よいと感じる就寝前の習慣です。

朝は息子らのお弁当作りもありますから22時就寝、５時台に起床。パフォーマンスが低下しないよう1日20分程度の昼寝をすることもありますし、課題が解決しない時は一回眠って、すっきりした頭で考える様にしています。

「分かりません、教えてください」

迷う時は仲間を潔く頼って、問題を長引かせないことも睡眠には重要だと思っています。

人生を楽しんでいる方々とお話しする機会がありますが、元気な方の共通点は早寝早起きが多いことです。昼過ぎまで眠っている人に、やっぱり魅力は感じません。

年齢を重ねても、規則正しい生活習慣を心掛けておられる方は顔色もよく、発言も前向きでエネルギッシュ。なんだかこちらまで元気になりますよね。

いま私の部屋は、うつ病や自殺関連書籍に囲まれています。

そのテーマを調べ、情報交換し、研究し、毎日うつのクライアントさん達と向き合います。毎日毎日が「うつ病」一色といっても過言ではありません。

「毎日毎日うつ病のことばかり考えて、またうつ病にならないか」と心配する方もいますが、それを考えて眠れなくなることはありません。むしろ興味のある分野と人生テーマを見つけた喜びを感じているため、今の仕事スタイルは睡眠にいい影響を与えていると感じています。

睡眠を整えるためには、薬物療養だけではない事がお分かり頂けるでしょうか。

運よくお薬が減ったとしても、あなたが再発防止までを目指すなら「根本的な課題」から目を背けてはいけません。

第2章

うつ病と「食生活」について

【腸内環境を整えセロトニン分泌を促す】

「うつ病は脳の中のセロトニン不足なので、セロトニンを増やすためにこのお薬を飲んでください」、そう言われた方は多いかもしれません。しかしセロトニンは脳よりも腸に多く存在していることはご存じでしょうか。

食生活の乱れ、緊張やストレスなどが腸内細菌のバランスを乱し、その乱れからセロトニン等の神経伝達物質の分泌に支障をきたします。不安定な精神状態になると、生活行動にも支障が出はじめ、その不自由さから更にストレスが増大します。

正しい食生活が送れないことでエネルギー不足となり、どんどん動けなくなって便秘に繋がり…。そしてまた腸内環境が乱れていく。このような複雑に絡み合った関係性で、うつ病回復が遅れてしまうのではないかと私は考えます。

「セロトニン分泌は腸に関係しているから、お薬で補うにも限界がある」

この事実を知って行動する方と、知らずに行動する方とでは、回復スピードが断然変わってくるといっても過言ではありません。

腸内環境と免疫力の関係は密接で、免疫力が低下すると抵抗力が弱まり、ストレスに対抗出来ずに不調を長引かせてしまいます。お薬の副作用で便秘になっている場合は、主治医にご相談ください。

しかし自然排便が出来ない原因を見直さずして、食べたものを下剤で強制的に出し続けることは、大切な腸に相当負担がかかることではないでしょうか。

したがって、カウンセリングで考え方やトラウマをどうにかする…という心理サポートだけではケアの限界があると思っています。

うつ病になると食への関心が薄れたり、吐き気や味覚障害で食べ物自体が受け付けられなくなります。対人恐怖で外出出来なくなると、おのずと自宅にあるパンやラーメンなどの炭水化物、糖質中心の食生活に偏りがちに。

そのような食生活が続くと肥満につながり、肥満は倦怠感やうつ病以外の病気、自己肯定感の低下などに連鎖していきます。

他にもありますが、このようにして食生活の乱れからうつ症状に、うつ症状から食生活の乱れに、そしてまた…という負のスパイラルが回り始めるのです。

とはいえ、うつ病の方に「1日3回の規則正しい食生活を」と言っても残酷。

朝は胸やけや吐き気もあり一番体調が悪い（可能性がある）からです。

朝は排泄の時間ですから、むりやり口に入れずに常温のお水1杯でもいいのかもしれません。食べ過ぎると午前中から眠くなってしまう可能性もありますよね。

最近では「うつを治すには○○を食べればいい」、そういった情報がたくさん流れています。個人的に心配しているのは「それを食べなければ治らない」「そのプロテインやサプリを買い続けて、毎日飲まなくちゃ治らないんだ」という焦りや固定概念に繋がっている方がいること。特定の食材を大量に買い込む方がいること。

また、早く治りたいからといって吐くほど食べてしまったり、常識ではありえない食材を口にしている方がいることです。

「今日はそれを食べられなかった、お店で買えなかった。毎日食べなきゃ治らないのに、これまでの努力が水の泡なんだ…」と自分を責めることにならないでしょうか。そもそもの「食べる目的」が変わってくる恐れがあります。

腸内環境を正常化してうつ病回復を目指したいなら、この便利すぎる食生活からいったん離れ、うつ病になる人が多くなかった祖父母時代のシンプルな食生活に戻してみることが大切です。

身近な人生の大先輩へ話を伺ってみるといいと思います。昔は24時間のコンビニも、カップラーメンも甘いジュース、甘いお菓子もなかったはずですから。

そしてもう一つ大事なことは「食べる環境」です。

うつ状態になると一人で過ごす時間が増えてしまいますよね。キライなものを好きな人と食べるのと、好きなものをキライな人と食べるのでは味覚や感情や腸内の反応はどうでしょう。

温かい食事と冷めた食事でも反応は違ってきますし、バランスのいい食事を孤独に一人で食べるのと、シンプルな塩おにぎりを家族団らんの中で食べるのでは、心身の反応はまったく違ってきます。「食べるもの」と同じくらい「食べる環境」が重要であることも忘れないでください。

「大便は体からの大きな便り、小便は体からの小さな便り」と昔から言われるように、排便や排尿は体の悪いものを示してくれるバロメーター。形、色、量、においはどうだろうか、血が混じっていないだろうか。

回復は採血で数値化出来ないため、見た目で判断できる排泄物も、うつ病回復の判断材料に出来ると思います。

【うつ病に至る前】

主婦として食には人並みに気を付けていましたが、子供がまだ小さかったので毎日バタバタで、自分の食事というよりも子供が残したものを食べるのが当たり前でした（3人の子育てママさんならご理解いただけるかと）。

ゆっくり座って食べることは何度あったのだろうか…。思い出すことも出来ません。産後は太りやすくなりましたし、食事や運動で減量に励むよりも手っ取り早くサプリメントやドリンクに頼り、忙しさを理由に手軽さを求めていたと思います。

家族にはちゃんとした食事をと思っても、自分のことは一番あと回しでした。母になったからといって無敵になったわけでもないのに。

仕事でストレスを抱えるとブラックコーヒーやアルコール。もれなく脂っこい食事も付いてきます。このような食生活を続けていると腸内環境が乱れてくるのは当然だったのです。

前著でも述べましたが、看護寮に入った時から便秘が始まりました。和食中心の実家暮らしから離れ、先輩後輩との共同生活。共同トイレに共同風呂。軽い緊張状態が何年も続いていました。

職業柄、薬が身近にあり下剤を使うことにも何ら抵抗感がなくなりました。便秘が続くと中年女性のようにお腹がポッコリして、お年頃なのにオシャレも出来ません。便が出ないと下剤、下剤服用してダラダラ腹痛が続くと次は鎮痛剤…。

これだけ腸内環境が悪いのですから免疫系にも支障をきたしはじめ、25歳ぐらいからアレルギー症状や花粉症、肌荒れも現れ始めました。すると、また皮膚科へ行きアレルギーのお薬を服用する生活に。

症状の根本原因を見直すことなく、安易に薬に頼ってしまう自分に気付くことが出来ませんでした。看護師として患者さんの観察は出来ても、自分の観察が出来ていなかったのです。

看護学校の勉強というのは次々にある試験やレポート提出、すべては国家試験合格のためだったから。ケアのプロとして失格だったことは認めざるを得ません。しかし、心のどこかでは気が付いていました。

「若いうちはいいけど、このままでは絶対ダメだよな、更年期ひどくなるかも…」

しかし、いつも若いつもりでいたので「いつか考えよう、まぁ、時間が出来たらいつか見直そう」

その「いつか」は来ませんでした。爆弾を抱え続けた体が35歳で動かなくなって初めて、ことの重要さに気付いたのです。体は危険信号を出し続けていたのに私は「忙しい」を言い訳に、うつのサインを無視してしまったのでした。

【うつ回復に向けて】

うつ症状が出始めたころ、はじめに味覚の異変に気付きました。

「味がしない…、どうして」、食べ物を口にするたび、味覚が消えたという現実を突きつけられます。頑張って食べても体重は恐ろしく減り続け、鏡に映った姿には見たことのない骨まで…。

「このままミイラになって、私は死んでしまうんじゃないか」

死の世界へ招かれるように、ふと魔が差す感覚は自分でも怖くなりました。

いったい自分の体の中で何が起きているのだろうか、本当に混乱していました。やせ細る体から目を背けたく、服を脱ぐのもお風呂へ入るのも怖くなりました。家族がつくってくれた食べ物を無理やり口に入れる日々。

食事を楽しむというより、今日を生きのびるためだけです。病院での点滴は嫌だったので水分はがんばって飲みました。それでも試行錯誤して睡眠が安定してくると食欲がすこしずつ回復。

しかし、今度は一気に過食へと転じたのです。これも不思議な体験でした。

満腹感が感じられず、手当たり次第に目の前の物をガツガツと食べ続けます。止め方が本当にわからないのです。そのスピードは止まるはずもなく、一気に15ｋｇ以上も増えてしまいました。

過食と拒食の両方を経験しましたが、うつの時は食事量と体重が比例しない感覚です。

全然食べられない状態ではないのに一気に体重が激減。食べ過ぎたと言っても一気に15ｋｇの増加は理解出来ませんでした。ひどい便秘や運動不足があるにしても、それでも説明が付きません。これが不思議なうつ病の世界なのです。

食べた物が血肉になって自然治癒力を高める、だから食生活は大切なんだと頭では理解していても、買い物へ行く体力、献立を考える思考力、料理をする意欲さえもありません。食べなくても、食べ過ぎても体が動けなくなり便秘は悪化。

健康になりたいのに代謝は下がって体内の毒素が排泄出来ない悪循環です。お薬の混じった血液がドロドロと黒く濁って体中が錆びていく感覚がしました。

副作用で口の渇きが酷い時は氷をなめていましたが、いくつも口に入れるためお腹を下すこともありました。当時の排便は、ひと月に数える程度でコロコロとした固い便です。下剤を服用すれば夜中に腹痛にみまわれ、睡眠導入剤の効果も強制終了。

睡眠をとるか排便をとるか、悩んで眠れなくなることもありました。朝から気持ちのいいお通じがあると嬉しいものです。頭で考えた心地よさと違い本能的に心地よさを感じることが出来る、それがお通じだと思いました。

気持ちが安定する時間があると、冷静な看護師の自分が、うつ病患者の自分にふと語りかけてきます。

「便秘解消には適切な水分量、食生活を整えて体を動かすことが大事って習ったよね。脳内しあわせホルモンのセロトニンは腸で合成されている、もっともっと腸を大事にしなきゃ」

「食物繊維は腸内細菌が好んで食べる餌なのに、炭水化物ばっかりじゃないの。腹筋も弱くなれば排便時に力むことが出来ないんだよ」って…。


そこに気付いてから、まず半額菓子パンは我慢し、食欲が勝る時はスルメやガムをかみ、果物を食べ、安いニンジンやキュウリやイリコをかじって空腹をしのぎました。

甘いジュースや缶コーヒーをやめて生姜湯やホット甘酒、葛湯、豆乳、紅茶や緑茶。麺類が食べたくなれば、白い麺ではなく温かいお蕎麦に七味をかけ、ピリッとさせて体が温まるように工夫しました。

当時は大根が安かったので、細く切って干して保存食をつくったり、野菜の種をまき庭に小さな畑もつくりました。無職生活と貧困妄想があったからこそ、強制的に確立できた食生活スタイルだったと思います。

あとは、義父母の家に通って昼食だけは一緒に食べてもらいました。寒いリビングで孤独にご飯を食べるより、誰かと何気ない会話があるだけで心が休まるのです。

「いただきます」
「ごちそうさま」
「ありがとうございます」

優しい言葉を発するようにして、すこしでも快適な食卓になるよう心掛けました。野菜を作ってくれた農家さん、漁をしてくれた漁師さん、運んでくれた運送屋さん、料理をしてくれたお姑さんなど…、みんなみんな有難うございます。

しっかり手を合わせて頂きます。しっかり噛んで、ゆっくりゆっくりと食べる様にすると、異常だった食欲が次第に収まっていきました。安心感に包まれると自然排便も見られるようになったのです。正常な形や色でした。

母からもらった腹巻をして保温タイツを履き、ひたすら体の内外から温めました。いちばん効果的だと感じたのはしょうが紅茶と、飲む点滴と言われているホット甘酒（ノンアルコール）です。体温が上がると正常な汗をかけるようになり、めまいや痺れの自律神経の症状も少しですが減っていきました。排泄力を意識した食生活を心掛けると浮腫が減り、階段をあがる足取りが軽くなって運動も苦痛ではなくなりました。

「ちゃんと食べてちゃんと出す、食べて出す、食べて出す…」

このサイクルが正常化すると、希死念慮もうつ症状も消えていきました。

「腸内環境が改善されるからセロトニン分泌が正常になり精神状態が安定する。精神状態が安定すれば、リラックス出来ていい排便が出来る」

生物の進化を考えると、最初に神経系が出来たのは脳ではなくて腸です。

（ここでは難しい話はしませんが）脳の元である腸を大切にしなければ脳も元気にならないのです。

うつは脳の病気だ、心の病気だ、最新のお薬で人間の精神状態をどうにか…、本当にそうなんだろうか。

「後生川さん。うつ病の時は、みんな哲学者の様になりますから、まぁ難しいことを考えない様にしましょうか」

セロトニン仮説のビッククエスチョンに関しては、随分と主治医にご迷惑をおかけしたと思います。しかし、この気付きと判断は間違っていなかったのでした。

【うつ克服後の再発防止】

今は療養当時に気付いた事をゆるく継続しています。家族全員そろって食卓を囲む事は随分減ってしまいましたが、家族が揃う時はなるべく楽しい食卓になるようにしています。食卓風景も子供の成長と共に変わっていきました。

個人事業主になると昼食は1人で食べる事がほとんどです。パソコン作業で肩が凝ってしまったり、体が冷えると疲れを感じやすくなるので、いまだに生姜湯と甘酒は飲んでいます。甘い物は自分へのご褒美の時だけで、アルコールはめっきり弱くなりましたので付き合い程度になりました。

私も女性ホルモンが乱れ始める年代に入ります。女性ですから避けては通れません。症状が最小限にとどまってくれるように、なるべく腸内環境を整えて、体を冷やさない食生活を心掛けていきたいと思っています。

看護師時代には、糖尿病や高血圧の患者さんへ食事指導を行うことがありました。

振り返ってみると、うつ病の患者さんやご家族に同様の指導を行ったことはありません。現場でこの視点のケアが疎かになっている事も、うつ病患者さんの回復を遅らせている要因ではないかと感じています。

しかし、カロリーや食品成分表にこだわる過ぎると危険です。

うつの方は特有の食への思考、特有の味覚、特有の食生活習慣があるからです。この特性に配慮しながら、精神科の臨床現場でも具体的な食事指導が実施される事を切実に願います。

私のクライアントさん達も通院先で食に関する療養指導は受けた事がないと言われる方がほとんどです。その代わりに定期購入のサプリメントやプロテインを利用している方もいますが、そもそもお金が続くのかと心配になります。

私自身はサプリメントや健康食品の定期購入は全部やめて、なるべくしっかり噛んで食事から摂るように心がけています。習慣化していくためにも、なるべくお金をかけたくないからです。

お薬は口に入れれば入れるほど健康でヘルシーになるものではありません。

大切なのは「人としての食」です。

うつ克服後から様々な文献を読みましたが、腸内環境と生活、免疫機能とうつ病。やはりこの視点に回復の答えがあると確信を持っています。

新型コロナウイルス感染防止策で、何でもかんでも除菌する生活になりました。何十億年の生物史の中で、これほどまでに過剰な清潔志向があったでしょうか。

「それは汚い、アルコールできれいに拭いてから使いなさい」

行き過ぎた清潔志向で、大腸菌をはじめとする腸内細菌の数を極端にへらし、腸内環境が崩れてアレルギーや自律神経のバランスはどうなっていくのでしょうか。

徹底した除菌志向の先に、どんな新しい病気が発生するのだろうかと思っているところです。

第3章

うつ病と「運動」について

【安静は厳守しなくていい】

運動とは、ジョギングや水泳など激しく動いて行うものだけではありません。つねに緊張状態にある方は心拍数が早く、すこし動くだけでも負荷がかかります。ペース配分を間違うと、翌日には動けなくなってしまうほど。

まず、家事を目標にするくらいで丁度いいと思います。

薬物療法だけよりも、運動を取り入れて回復を目指すほうが「自分の力で治った」という自信にもつながりますし、運動は質の良い睡眠を促したり、脳の働きを活性化させたり、ストレス解消などのメリットがたくさんあります。

抑うつ症状以外に便秘や肥満や冷え性がある方にも運動は必須。行動を通して人と出会い、社会との接点が出来れば生きる楽しみにも繋がります。

負荷をかけていく場合には過去に体験したことがあるもの、無意識に体が覚えているものが、始めるうえで抵抗感が少ないと思います。

うつの時は変化に敏感です。初体験はストレスになりかねません。

ちょっとだけ思い出してみてください。野球やテニスの経験がある方は、腕の振り方や足の動かし方を体が無意識に覚えているかもしれませんし、畑仕事をしていた方は花壇の草取りからです。ラジオ体操が日課だった方はそれでいいのです。編み物やピアノやミシンでも立派な運動。「運動」の定義は人それぞれ違うことを忘れないでください。

わざわざスポーツウェアを購入してジムに入会しても続きませんし、お金をかけて始めてしまうと、今度はお金が続かなくなります。運動が続かないのではなく、お金が続かなくなるわけです。

あなたの住む地域全てを無料ジムとして有効活用してみませんか。近所の河川敷も公園もマンションの階段もスーパーまでの道のりも、歩道橋も田んぼ道も全部、無料で３６５日使えます。

機械を動かさないと錆びていくように、人間も動かない事でさらに動けなくなります。安静が長期間に及んでしまうと、うつ病以外の病気に繋がったり、休職期間が長くなって復帰への自信を失ったり、友達と疎遠になったり、太ったり…。安静を厳守し過ぎることで起こるデメリットも忘れないでほしいのです。

しかし、運動の前に課題となってくるのは「痛み」ではないでしょうか。あなたは、いま体に痛みを感じますか。

喜怒哀楽の感情は心拍や血圧などの自律神経、内分泌にも変化を引き起こします。怒りの感情がある時の血圧はどうでしょうか、逆に血圧が高いと精神状態はどうでしょう。

そして、痛みがあると気持ちはどうですか。なんだか穏やかではなさそうですね。痛みはストレスですし、動けなくなった生活の不自由さから余計にイライラし、ネガティブな思考に陥ります。

ある研究によると、痛みに対する不安や恐れの感情があると、痛みを強く感じ、孤独や悲しみもまた、痛みを強く感じる傾向にあることが明らかにされています。

うつ病の方は慢性的な痛みを抱えている方が多く、慢性疼痛が慢性的なストレスホルモンを分泌させ、慢性的な抑うつ症状につながっているのではないかと私は考えています。

一時的な対処療法として湿布や鎮痛剤に頼ってもいいのですが、これではいつか限界が来てしまいます。

下を向くことが多い、猫背で姿勢が悪い、スマホ姿勢、歩き方の癖や足を組む癖…、これらも痛みに繋がっていませんか。

運動不足、無駄な脂肪、血行不良、鎮痛剤や下剤乱用による胃腸への負担。お風呂に入れなくなると首肩腰の痛みや疲労感もとれませんし、体の柔軟性のなさも痛みに直結します。安易に「ストレスからでしょう」と判断するのは間違っていると思います。単に「痛み」と言っても、たくさんの生活習慣の要因があるからです。あなたが一歩動けない理由に「体の痛み」があるなら、根本的な見直しが必要になってくると思います。

それから、動く時の靴選びは重要です。サンダルや踵のつぶれた靴でいいのでしょうか。合わない履物だと「散歩してみよう」という意欲も痛みで台無しになります。

ささいな痛みでも一気に行動意欲を奪っていきます。とぼとぼ…、下を向いて歩くのではなく、がんばって顔を上げて胸を張って、無理やりでもいいので腕を振って歩いてみましょうよ。

歩きながら泣きたくなっても、あえて上を見て口角をあげてみましょうよ。前を向くから歩けるのではなく、歩いていたら前を向ける様になる。笑いたいから笑うのではなくて、口角をあげていたら、いつか笑える様になっていくのですから。

人は下を向きながら前向きな考えは出ません。歩きながら空を見上げてみましょうよ。

うつのセルフケアとして整体やヨガに通う方もいます。

その場限りではなく、自宅でも出来るセルフケア方法を先生から教えてもらってください。日常生活に取り込んで習慣化することに意味があります。

運動に関して、まず何から始めたらいいのか分からない方は、そのまえに現状を確認してみましょうか。何ごとも行動を起こす前には現状把握からです。

今日、ご家族に聞いてみましょう。「私って、いつもどんな姿勢してるの。普段どんなふうに歩いてるの」って。これって、なかなか自分では気が付けないものですから。

【うつ病に至る前】

私にとって、看護の仕事は肉体労働で、やんちゃな子供の相手も相当な運動量。運動不足を感じたことは一度もありません。

ただ、その日の疲れをその日のうちにリセットするセルフケアは完全に疎かになっていました。疲れても「時間がないから」とシャワーで済ませてしまったり、疲れをリセットできない長年の生活習慣によって、知らないうちに隅々まで疲労がしみこんでいきました。「疲れ」を感じるセンサーが麻痺し、ゴールのないレースをひたすら走っているようでしたが、「私は看護師だし大丈夫」という根拠なき自信がありました。

いま振り返ってみても、その自信の意味がまったく理解出来ません。きっと自分だけはうつ病とは無縁だと勘違いしていたのでしょうね。手っ取り早くコンビニの栄養ドリンク片手に、気合いと根性で乗り切っていました。小学1年生から高校生まで空手を習っていたのですが、毎日バタバタと動いていても、あの頃のように「楽しい」と感じる運動からは疎遠になっていました。

「運動とは…」と専門知識はあっても、それはあくまで患者さんに向けたものであり、自分に生かすことは出来ていなかったのです。そう言えば、空手の師匠が言っていました。

「元気な心は、元気な体に宿る」

当時は、寒い冬でも屋外道場で裸足になって稽古をしていました。正座をして黙想する時の何とも言えない沈黙が好きで、自分の内面と向き合う時間もありました。学校であった嫌なこと、高ぶった気持ち、ごちゃごちゃした考えがスーっと整理されるみたいに。

型の動作一つにも意味があって、呼吸によって拳の力の入り方が変わってきます。体が強くなると、男子からのいじめにも負けないようになりました。

体が強くなれば気持ちも元気になるんだ、心と体は繋がっているんだと初めて気付いたのは、あの頃だったかもしれません。

呼吸を整える、気持ちを整える。「空手」という心地よさを感じる運動から離れたことで、私は大切な何かを見失ってしまったのかもしれません。


慢性腰痛は介護職の時から始まりました。コルセットを外すとゴリっと骨盤がズレそうになる感覚があり、自分の姿勢を支える筋肉が十分ではなかったと思います。しかし、若さゆえの過信と勢いで動き回っていました。

冷え症で頭痛が頻発するたび市販の鎮痛剤に頼っていましたし、「今日はリーダーで忙しいから、痛くなる前に痛み止めを飲んでおこう」と予防的に服用することも増えていったのです。鎮痛剤といっても「解熱効果」もありますから、元来の低体温から更に体温を下げてしまいました。低体温は免疫力を低下させていくのです。免疫力が下がると抵抗力も下がるという負のスパイラルが始まっていきました。

年々増える体重、血行の悪さ、骨格のゆがみ、無理な姿勢、シャワーで済ませる生活習慣、柔軟性のない体、運動習慣がないこと…など。

これらの根本原因を考えもせず、湿布やコルセット、痛み止めを服用し一時しのぎの毎日。このような不健康の状態では、突発的なストレスを跳ね返せるはずがありません。

そして、痛みのある日は横になる時間が増え、横になると「考える時間」だけが増えていったのです。

【うつ回復に向けて】

診断された頃は、朝から晩まで体が鉛の様に重く、頭のうえから何かに押さえつけられているようでした。

体を起こす意欲が消え、とにかく辛くて辛くて寝ていたい気持ちでいっぱい。一度でも横になってしまえば、今度は起き上がるのに一苦労。毎日が横になるのか、ならないかの葛藤でした。

短期間で20ｋｇも体重が増えた頃には時すでに遅し、今度は脂肪で動けないのです。自宅の階段を上るだけでも動悸がして、明らかな体力低下を感じます。

思いました。「この動悸や息切れや眩暈は、うつ症状ではなく体力低下と肥満も原因じゃないか。炭水化物ばかり食べて、自分は栄養不足で貧血症状が出ているんじゃないのか…」

精神科のお薬を飲めば、増えた脂肪が消え去るわけもありません。途方もない道のりを想像するだけでも、絶望感にさいなまれるのでした。

「こんなに辛くて動けないのに、何から始めたらいいの」

腰痛と頭痛もあります。眠れないまま朝を迎えた日には、不安感で余計に痛みを感じます。「痛みが止まらなくなったらどうしよう。外出して、途中で痛みが出たら一人で帰れるかな、倒れたらどうしよう」

不安と恐れは痛みに対する感覚を強めていきました。本当に痛くなってくるとまた不安感が増していく状態です。診察室で先生に伝えても、

「痛み止めを処方しましょうか、胃薬も一緒に出しときますね」

と言われるだけでした。内科医にうつ病治療を受けていることを伝えると、

「そっちの治療されてるんですね。あぁ、その痛みはメンタルからくるものでしょうね」

病院に行っても根本解決は出来ませんでした…。でも、私は寝たきり生活になる恐怖か

ら、きついながら出来るリハビリを考えました。

「人が仕事している時に、こんなことしか出来ない私なんて」

また自己否定が始まります。たかがお茶わん一つ洗えた程度で何を喜んでいるんだって、
わたしバカじゃないかって、情けなくて涙が出てきます。それでも、

「今、自分は健康に向かっているんだ、そのために運動をしているんだ、リハビリなんだ」

と言い聞かせ、行動のすべてが回復につながっているとイメージしながら取り組みました。


リハビリはきついからリハビリです。試行錯誤していい期間ですから「失敗」の概念は存在しません。体を動かすことは主治医との約束を破っているようで罪悪感がありましたが、自分の五感を信じるようにしました。だって体を動かすことで確実に睡眠の質が向上し、気持ちが前を向きはじめたのですから。

「治らない人たちと同じことをすれば、私も治らないグループに入ってしまう」

治らない人や治したことのない専門家のいう事を信じない様にしました。だってそれは結果的に「治らない方法」だと思ったからです。

家事、散歩…、その後は何をするか。未経験な事だと貴重なエネルギーを費やす事にな

ると考え、体が覚えている動作、ムリなく続けられた唯一の運動って何だろうと振り返ってみました。思い出したのです。それなら出来るって。そう、空手でした。

空手の型を太極拳のようにするのって「運動」になるんじゃないかな。いや、ラジオ体操第一も覚えているぞ、よし、これを使おう。裸足で正座をして黙想をすれば、「今ここ」に集中し混乱した思考がスーッと落ち着きます。

ふーっと呼吸を整えると、記憶力や理解力、判断力が高まる感覚がします。

五感が研ぎ澄まされると回復につながる事と、繋がらない事の見極めが出来る様になり「この状況を、ぜったい私は乗り越えるんだ！」と気持ちにブレがなくなってきました。

すこし頑張ると、もう本当に疲れてしまうのですが、筋肉疲労で10日に1回位はあくびが出るようになり、正常な汗をかくにつれ、ご飯やお水がおいしいと感じる味覚がすこしずつ戻りはじめました。

当時の私は運転行為を禁止され、強制的に歩くしかなかったのですが、禁止されたが故の絶大な効果だったとも言えます。車社会は便利ですが、回復を目指すうえでは大きな弊害になるのです。

その後、うつ病が回復してきたと思った矢先に私はぎっくり腰をおこしてしまいました。天井を見て涙が出ました。ぎっくり腰ごときで、また寝たきりになったからです。

検査で、問題ない事が明らかになりましたが、今度は腰のリハビリが必要になりました。「コルセットはやめてください。体幹を自分で支えられる筋力が必要です、そのためには…」と説明してくださり、理学療法士にも自宅で出来るトレーニングを教えて頂きました。

整形外科から処方されたお薬との飲み合わせが悪く（先生には恥ずかしくてうつ病治療中と伝える事が出来なかった）、手が震えて湿疹が…。

はじめて薬の飲み合わせの怖さを痛感しました。

それから「短期間に太りすぎです」とハッキリ指摘されました。腹も立ちますし、怒りのせいで「アイタタタ…」と痛みも強くなります。この怒りはうつ病だからではなく図星だったから。私はデブだったのです。この事実を潔く受け入れつつ、ぎっくり腰が再発しないようにしっかり運動していこうと誓ったのでした。

当時、小学生の息子から「ママは姿勢が悪いね、先生に怒られるよ」と言われました。そうなのです、小学生は肩こりや腰痛はありませんし足も組みません。猫背で授業を受けると先生に怒られるから、気を付けているんですね。

大人の姿勢はだれも注意してくれません。自分で気を付けるしかありません。

「ママ大丈夫だよ、いたいのいたいの飛んでいけー」。娘に言われて痛みが和らいだことも事実。やさしい言葉一つでも薬に勝る効果です。

安心感に包まれると、なぜだか痛みが軽くなっていきました。

感情と運動、そして痛みとの関連図が見えはじめて、自分のペースで運動を続けた結果、外へ出る恐怖心や痛みも和らいでいきました。そして、便秘解消や減量や安眠にも繋がり、どんどん状況が好転していったのです。

運動とは時に苦しいです、しかし薬にも勝る効能があったのでした。

【うつ克服後の再発防止】

あの経験から、悩むから動けないのではなく、動かないから悩むのだと気付きました。

考え事をしたい時は部屋にこもらず、いつも歩きながら考えています。

歩けば五感がさえアイデアが浮かんできますし、空を見上げているとマイナス思考に陥る事はほとんどありません。

うつ克服する頃には、代謝のいい体に変化したことで15ｋｇほど脂肪が消え標準体重になっていました。現在でもリバウンドはありません。

再発防止といっても特別なことは行っていませんが、腰痛予防のために「体操」と「歩く習慣」だけは継続しています。もちろんコルセットも使用していません。

私の散歩コースには、いつもご高齢者の方々が元気よく歩いてらっしゃいます。そして皆さん、笑顔が素敵なのです。足腰が弱って寝たきり生活にならないためには、このようなお元気なご長寿さん達の生活習慣をマネしていこうと思っているところです。

訪問カウンセリングもありますので一応車は持っていますが、日々の買い物は歩いて近所で済ませます。持てる程しか買えませんので、おのずと無駄なものも買わなくなっていきました。

ゆるい運動習慣があれば、中年太りを無理やりガードルで隠したり、ダイエット商品でいらぬ出費をする必要もなくなります。高い化粧品でシミやシワを隠すよりも、運動して汗をかけば肌のアンチエイジング効果につながると感じています。

最近、ちょっと時間に余裕がないなと感じる事があります。そのため運動時間を確保するために、時間管理も行うようにしています。付箋やホワイトボードをつかって、要件が終わったらレ点チェック。仕事や作業を効率的に進める心がけをしてみると、時間は自分で生み出せることに気付きました。

「会社勤めの人間に出来るわけないだろう」「家事や育児が大変なのよ」と言われそうですが、私だって同じです。

たとえば観たい番組は録画して、空いた時間にCMを飛ばしまとめて観たり、スマホ時間を減らして観るとどうでしょうか。

通勤時間が長くて時間がないという方は、もしかすると「働き方」「働く場所」自体を見直す必要があるかもしれません。そうすることで1週間に2時間位は自由になると思います。

あなたが鳥の声に耳を傾け、季節の変化を感じながら歩いてみたのは、どれくらい前でしょうか。定期的に自然の中で汗をかいてみることは、人が生きる上で大切かもしれません。

運動靴をはいて散歩をしてみると、わざわざ遠くまで旅行に行かなくても、地元の魅力発見が出来るかもしれません。

長年使ってきた自分の体です。さびないように、楽しみながら動かしていきましょう。

第4章

後生川うつ専門研究所「20時間カウンセリング」の記録

「うつ専門カウンセラー」も10人いれば10通り。その中で、私が行うカウンセリングについて触れていきます。

表面上は一般的に認知されている「カウンセラー」と名乗っていますが、カウンセリング契約書において次のように明示しています。

「10回（20時間）コース・カウンセリングはうつ克服を目標とします」

・取り扱うカウンセリングは、心身の健康に関する相談、生活慣習をめぐるコーチングなどを中心としたコンサルティングであり、総じて看護理論にもとづいていますが、決して医療に代わるものではありません。通院されている主治医の治療方針に反する意見、投薬指導や医療行為は一切行いません。

・カウンセリング後に何かしらの精神的変調を来しても責任を負いかねます。現在、利用者がカウンセリングの内容と関係のある治療やカウンセリング等を他の機関で受けている場合、その機関の了解を得たうえでお申し込みください。

・ご入院中の方のお申し込みは、お断りさせて頂いています。担当医師や担当看護師、担当カウンセラーの治療・看護計画を最優先して下さい。

・カウンセリングの主役は利用者ご自身であり、ご本人の自助努力が必要になります。

やはり行きつくところは看護理論、そしてコンサルテーション論の視点です。傾聴や寄り添いは基本なので、敢えて標榜しておりません。ご了承ください。

「傾聴とは何もしてくれない事と同じだ」
「カウンセラーは気の利いたアドバイス一つも出来ない」
「カウンセリングではなくて、先生へ情報を回す為に事情聴取されているようだ」

カウンセラー側はこの言葉を真摯に受け止め「カウンセラーとして何が出来るか」をしっかりと考えていく必要があります。

「つらいです」といえば「つらかったんですね」という。「泣きたいです」といえば「泣きたいのですね」という。「眠れません」といえば「そうですか、眠れなかったんですね」って…。「で、その時どう思いましたか」とカウンセラーから言われて「そりゃ、しんどいに決まってるでしょ、だから今いったでしょ。何を聞いてるのよ」となるわけです。

「助言はイタシマセン」
「傾聴だけです」

「○○はしますが○○はしません、出来ません」

と明確にカウンセリング技術の明示をされたほうが、需要と供給にずれが生じることなく、信頼関係を壊すに至らないのではないかと思っています。

「自分は傾聴だけでいい」
「自分は傾聴だけじゃイヤだ」

という相談者側の選ぶ権利を大切にしたいものです。

「利用者が、初回カウンセリングから12カ月を経過しても所定のカウンセリング（合計20時間）を終了させなかった時は、残カウンセリング時間分のカウンセリング料金は返金致しません」

つまり契約日から12か月以内であれば規定に沿って返金対応しております。入院をされた場合は、退院後の契約復活を希望し、カウンセラーがこれを承諾した時は、そのまま退院後復活したカウンセリング契約のカウンセリング料金に充当することが出来るとしています。

うつ病以外の持病の悪化や、自殺未遂をして一時的に入院加療をする方もいるためです。全て契約に基づきますが、開始も中断も継続も終了も全て一任しております。

「カウンセリングは、面談又は電話（テレビ電話）により実施します。メール・SNSではカウンセリングは致しません」

ＬＩＮＥ・メールカウンセリングは2年間で終了したサービスです。やってみて気付いたのですが、文章表現は個性がありますよね。

絵文字をいれないと、「怒っているんでしょうか」と誤解されたり、漢字変換ミスでお互いが間違った解釈をしてしまったり。シビアな心身不調を抱える方への文章表現の難しさ、対話以外の方法で向き合う難しさを痛感したのでした。

以前からオンラインカウンセリングを実施しておりましたが、さらにご希望される方も増えました。「回復を目指す」という本題以外のことでストレスをかけてしまうのは本末転倒だと思い、メールやＬＩＮＥは報告や日時調整のみとしております。

「研究及びカウンセリング向上のため、調査にご協力いただく場合があることを了解いただくことに承諾をいただいています。カウンセリングに関する情報は記録されて調査・研究に利用され個人情報として特定できない形で、後生川うつ専門研究所の書籍や関係者および講演会などに報告・発表されることがあります。その場合は改めて許可を得ることはありません」

うつの患者さんは、うつ克服経験者の声に希望を感じます。私もその一人でした。実名公表は出来ないとしても、それらが単なる個人の体験談に終わってしまうことは非常にもったいないのです。

うつ病の世界はうつ病を経験し、命がけで乗り越えた人間にしか見えない世界、医師も看護師も研究者も知る由もない独特の世界観があります。

プライマリーヘルスケアは、人々が自分の健康を考えることから始まります。どのように健康を自分で守るのか、そのお手伝いは、地域で活動する私を含めた起業家看護師や、訪問看護師の重要な仕事の1つといえます。

「カウンセラー」との違いとして「看護師」は人々の生活を含めた健康指導を行うことが出来ます。そのため今の活動は、単なるカウンセリング事業ではありません。この必然か偶然か、一歩足を踏み入れてしまったうつ病・自殺問題に対する私の挑戦でもあります。

「看護師として」として、書籍や講演以外に自分の患者経験や支援経験から得た知見をどのようにしたら社会に役立たせていけるだろうか、私や私の家族のような苦しい経験をする人が少なくなるだろうか、自ら命を絶つ人が減らせるだろうか…。まだまだ模索中です。

ぜひ読者様にもご助言をいただければと思います。これは前例のないスタイルです。現職のままでは実現不可能だと判断し起業しましたが、なかなか実現しにくい諸事情も知っています。

「これは病院の先生や看護師さんには言ってないんですが…」

「看護師さんに言えば、先生に申し送りされそうだし」

「実は、死にたいって、思ってて」

実は…、実は…、実は…！

勇気をもってお話し下さる方、そのご家族さまとも出会いました。きっと基本的な信頼関係がないままに治療がスタートしてしまっているのでしょう。これは治療や看護提供以前の問題だといえます。


さて、前置きが長くなりましたが、さっそく当研究所で実施しているカウンセリングの一例をお読みください。先ほど文字の表現に課題がある事を述べましたが、これから始まる紙上で再現された「カウンセリング」は、あくまで「文字」として表現されたものです。

私と相談者との間や沈黙、表情や話すスピード等は限られた原稿量では表現できません。それらをご了承のうえで、これから始まる〈本編〉をお読みください。

なお、詳細な状況、個人を特定する表現は一切行っておりません。

相談者Aさん・40代女性のプロフィール

●無職　夫と子供2人の4人暮らし

Aさんは、独身時代は事務職。一人目の妊娠を機に退職し専業主婦になった。2年前から家計を支えようと仕事を再開。仕事内容を覚えられないこと、手際が遅いことなどを上司から指導を受け、他の人との能力差に自信を失い仕事へ行くのが億劫になった。

出勤前夜は不安感で寝付けなくなり、起床時の動悸やめまいが起き始めた。思考力が低下した状態で運転し自損事故を起こしてしまった。ショックも重なり、食欲低下して体重が5kg減。ママ友らの勧めで精神科を受診。「うつ病」と診断され薬物治療が開始された。止まらない不安を解消するためにネット検索が習慣化している。

うつ症状や薬の副作用から、子育てや日常生活に支障が出始め、家族から「退職して療養に専念してはどうか」と言われ1か月前に退職。しかし退職しても体調が改善することなく悪化の一途をたどり、不安感を口にするたび処方量が増えた。子供に対しても厳しい言葉を投げつける様になり、さらに自己嫌悪に陥っている。実家の両親へは心配をかけたくないという思いで頻回に連絡はとっていない。

主治医からは「どうですか、またお薬出しておきますね」を繰り返し言われるだけで、Aさんから主治医に質問したり確認したりすることはない。

「何をどうすれば、うつ病から回復できるのか」とネットで情報収集を行っていたとき、研究所のブログを見つけ、同じ子育てママで克服経験者あることに共感し、ホームページからＬＩＮＥ登録をしたとのこと。

〈カウンセリング契約〉

○月○日。Ａさんから「カウンセリングの流れについて教えてほしい」と連絡が入る。口頭でご説明したい旨を伝える。また「ご説明にかかる時間は15分程度です。後々こちらから勧誘や催促はしないのでご安心ください」と、最終判断はＡさん自身であることもＬＩＮＥで伝えた。
後日、Ａさんから電話が入り詳細を口頭説明。後日、〈20時間のコースカウンセリング〉のお申し込みがある。郵送先の住所と実名を確認し、こちらからの郵送方法を伝えた上で、書類をご自宅へ郵送。内容確認後にサインいただき（控えも渡す）、ご入金とご返送が確認でき次第、早々の日時で初回カウンセリング日時を設定。契約内容に納得の上でサインをいただくように配慮する。

ご予約日の前日には「明日○時、よろしくお願い致します」と確認ＬＩＮＥを行い、予約を改めて伝えておく（思考低下している場合は、予約日を忘れてしまう方がいるため）。

当日のカウンセリング方法（ＷＥＢ又は電話）も確認しておく。

【全20時間のカウンセリングは40回（15分〜2時間／回）行った】

第1回目のカウンセリング

後生川：Aさん、はじめまして。後生川礼子です。どうぞよろしくお願い致します。えっと、そちらはF県なんですよね。遠く離れていますがWEB環境も問題なさそうですね。私の声の大きさは、問題ないでしょうか。顔ははっきりみえますか。

Aさん：あ、はい、問題ありません。よろしくお願いします。あの…。じつは夕べは緊張して、あまり寝れませんでした。

後生川：そうでしたか…。初対面ですし、緊張しますよね。最近はご家族以外の人とはお話しする機会、あったんですか。

Aさん：人が怖いので、なかなか話すこと、ありませんでした。あと最近、ちょっとトイレが近いので、途中トイレに行くかもしれません。

後生川：あ、ぜんぜん大丈夫ですよ。途中で話すのが辛いなって思ったら、今日は終了しますから、遠慮なく教えてくださいね。水分摂りながらでも構いませんので。よろしいでしょうか…。
早速ですが、カウンセリングの契約書の中で、分かりにくい部分は有りませんでしたか。些細な事でも。

Aさん：はい、後生川先生、大丈夫です。

後生川：あ、先生じゃなくて「礼子さん」とか「後生川さん」とか呼びやすい方でお願いします。「先生」って呼ばれるのは、私どうも苦手で…。すみません。私はAさんとお呼びしますが宜しかったでしょうか。

Aさん：はい、じゃ、礼子さん、よろしくお願いします。
契約書を主人と一緒に確認したんですが、個人情報とか返金制度とか、しっかり書かれていたので安心でした。昔、受けていたカウンセラーさんって、書類とか渡されませんでしたし…。

後生川：だいじな個人情報を扱うお仕事なのに、契約書がないこと自体がおかしいですよね。
私は看護師だから、医療現場でも倫理的なことや、情報の扱い方とか厳しく言われてきました。全て書類で確認です。
Aさんも、今までありませんでしたか。言った、言ってない、聞いた、聞いてないって。そんな面倒なことに巻き込まれたくないですよね、お互いに。

Aさん：そう、だから安心して申し込み出来ました。主人や両親も納得してくれましたし。

契約書に書いてありましたが、ちょっと不安なことがあった時にLINEでは相談できないってことですよね。

後生川：そうですね、基本的には直接お話していきます。その日の受診結果の報告とか、簡単な内容であればLINE下さってぜんぜん構いませんよ。書かれている内容を見て「これ、直接話しておいた方がいいな」って思ったら5分とか10分でもいいので、Aさんとお話ししたいです。どうしてもLINEの文面って誤解を生む元になっちゃうんです。文章って、人の癖が出ますもんね。

Aさん：でも24時間365日、こうして繋がっていると思うだけでも安心なんです。だって病院ってカレンダー通りだし、お盆や正月とか連休の時は相談できないって思うと、それが余計に不安の種になったりします。「いつでも」っていうのはいいですね。

後生川：Aさんは子供さんもおられますし、急なお熱などで予約日に都合が悪くなる日もあると思うんです。そんな時は遠慮なく教えてください。私も、子供の急な熱とかで、何度予定が狂わされてきたことか…。あ、今はもう大きくなったので問題ありません。子育て中は、まぁ、いろいろと仕方ないですもんね。臨機応変にどうにかしますから、ご安心ください。

Aさん：病院のカウンセリングだと行くまでに疲れるし、机と椅子があって、いかにもーって感じ。なんか緊張します。礼子さんのスタイルだと、家から電話やZOOMが出来て、いつもの部屋で、いつもの楽な服装でいいから素を話せそうです。

後生川：そうそう、私が引きこもっていた時も「○時に、ここに来てください」って言われても、着替えるにも靴を履くにも命がけでした。安心安全なところじゃないとソワソワするし、本音を話せないじゃないかなと思ったんです。

そういえばAさんはF県にお住まいですよね。ご希望あればご自宅まで訪問も出来ますから、必要な時はおっしゃってくださいね。

Aさん：20時間の中で、1回は礼子さんに直接お会いしたいです。主人や母親から質問したいことがあれば、この画面に一緒に参加しても大丈夫でしょうか。

後生川：ご契約者はAさんですから、お任せします。その時はどこまでお話しをして問題ないのか、事前にAさんに確認をさせて頂きますね。WEBの数画面で遠くに住んでおられる子供さん含めた家族大会議を行った事例もありますから、どんな方法でも対応しますから。

うつ病の方を支えている家族側の共倒れ、つまりサポートしている側が疲弊して、一緒に同じ精神科へ通ってしまうケースって、実はあるんです…。大切な家族のことです、心配し過ぎるのも理解できますが…。でも、眠れなくなるほど悩んでしまうのも危険。そのためにご家族の支援も行っていますので。

Aさん：私がこんな状況だから、主人も困っていて…。主人までうつ病になったら、それに子供が学校行きたくないって言ったらどうしよう。一家心中は嫌だ。めいわく沢山かけてて、私以外にも問題が広がっていて、この先どうなるのかって不安で不安でたまりません。

後生川：みんなで一緒に考えて、一緒に乗り越えていきましょうよ。必要であれば、ご主人のサポートも行っていきますから。ね、Aさん、もう一人じゃないよ。どうか一人で抱え込まないで。

Aさん：うぅ…（涙）。

後生川：今まで、ずっと我慢してこられたんですね、辛いですよね…。お話を続けていきますが、よろしいでしょうか。今日はまず初回のカウンセリングなので、ちょっと質問が多くなるかなと思います。これまでの状況とか、今のAさんの状態とか、受けておられる治療、ご家族との関係とか。1～2時間くらいを予定していますが、さっき言ったように途中で辞めても大丈夫ですからね。まずは、お時間は大丈夫でしょうか。

Aさん：今日は、家に誰もいないので大丈夫です。話したいことが沢山あって紙にまとめていました。20時間コースを無駄にしたくないし…。お願いします。

後生川：良かったら、そのまとめて下さった紙をＬＩＮＥの写メで送っていただけませんか。

Aさん：あ、大丈夫です、そうですよね。事前にお伝えしておけばよかったかも（送信）

後生川：（内容確認）

Aさん：まとまりのない文章でスミマセン。最近、さらに思考力が落ちた気がします。ボーっとして漢字も思い出せない。うつじゃなくて、他のあぶない病気じゃないのかなって思います。私みたいな酷い状態の人っていませんよね…。私、乗り越えられるのかなって不安で。主人も毎日仕事たいへんなのにご飯も作ってくれるし。せめて台所に立ってご飯が作れるようになりたいです。うつ病なんて自分には絶対関係ないって思ってました。もうこんな生活、嫌だ、早く元気になりたい。なんでこうなったんだろうって頭の中がグルグルしてくる…。

後生川：それが、うつの症状なんです。うつが回復すれば、そういう症状も必ず軽くなりますから。これまでのこと、まとめておいて下さって、有難うございました。

Aさん：いや、とても分かりやすかったですよ。事前に情報をいただいて私も助かりました。一番最初のときって、ちょっと眠れない位だったのに、どんどん問題が絡まってるんだって気が付きました。もしかしたら、もっともっと早く、どうにかすることが出来たんじゃないかって、どんどん、どんどん後悔の気持ちが襲ってくる。そうなると何もかもが嫌になって。

後生川：今日は、そのあたりのお話しも伺いたいと思います。
話しにくいこともあると思いますから、話せる事からで構いませんよ。今日のカウンセリングが終わった後、私なりに整理して「カウンセリング計画書」というのをつくります。

Aさん：私にも理解できるんでしょうか。難しい内容だと、ぜんぜん理解できません。

後生川：だいじょうぶです。Aさんは私の本、読まれたんでしたっけ。書いてあること、分かりましたか。

Aさん：1冊目と3冊目を読みました。他の本はぜんぜん読めないのに、体験者の本だと一気に読めます。◯◯さんの◯◯の本とかも…。でも、うつが治った経験談の本って殆どないです。

後生川：あの1冊目が読めるなら、理解できるくらいの内容ですから、だいじょうぶですよ。
じつはカウンセリングって一人一人のゴールが違うんです。
お薬を飲みながらでも普通に生活できればOKとする方もいますし、お薬ゼロを目指す方もいます。仕事復帰を最終目標にする方もいれば、治って断薬して赤ちゃんが欲しいって思う方。あと、とりあえず外に出るまでが目標にって方もいます。色々なんですよね。
何が「幸せ」なのかも違います。子育てが幸せな方もいますし、仕事が幸せって方もいて。食べるのが幸せとか。そのあたりもお互いの意識がズレない様にしていきたいと思います。

ちなみに、今日が初回なので最終日は来年の〇月ごろになると思います。

Aさん：〇月か、もっと早く治りたいですが、焦らないでってことですよね。こんなに苦しい病気だと思わなくて、見える色も灰色。感情も消えたし、物覚えもわるい。

うつ病専門のカウンセリングに申し込んでしまったんですが、わたしは認知症じゃないかって思ってるんです。

後生川：認知症じゃないですよ、というか私も今の言葉を主治医に言った事があって。「それがうつ病の一番の症状だよ」って笑われましたけど…。頭の神経が全部切れちゃったんじゃないかと思うくらいに、自分だけが止まって見えてました。

Aさん：そう、パソコンの強制シャットダウンのボタン押されたみたいな。切れた脳の神経は戻らないんじゃないかって思って怖かったです。

後生川：でもね、切れてないし認知症でもない。うつは乗り越えられる病気です。ところでAさん、来年の〇月頃はどうなっていたいですか。いまの現状の辛いことや、理屈なんて抜きでいいので教えてください。ぶっちゃけ、でいいです。

Aさん：ぶっちゃけて言うと、もう「普通」が欲しいです！
普通に眠って、普通に笑えて、普通に食べられて、普通に楽しいって感じたい。家族で普通に笑って、穏やかに過ごせたらそれでいい。でも普通ってなんなんだろう。

後生川：そうですよね。普通って有難いです。でも出来ますよ。他には。

Aさん：今までは旦那さんに頼ってばかりだったたし、病気になって一人じゃ、何もできないんだと分かりました。独身の頃から自分に自信が持てる事がなかったんです。〇〇さんの奥さんとかお嫁さんとか、〇〇ちゃんのお母さんとか。本当の自分の存在って何だろうって初めて考えました。

自分を取り戻したいし、元気になってパートして、自分でも収入を得て、自立できる女性になりたい。

童話の「アリとキリギリス」じゃないけど、何かあった時のために人生計画を立てて生きて来れたら良かったのかなって。そんな風に育ててくれなかった両親にも文句を言いたくなる。どうして健康な人にちゃんと育ててくれなかったんだって。

でも、なんとなく地元の普通科を卒業して、なんとなく仕事やって、なんとなく結婚してしまったと気が付きました。

こんな年で、人生やり直すなんて、もう遅いと思うとまた、絶望感が…（涙）

後生川：うつ病になって、気付けたことがあるんですね。良いところに気が付けましたね。その気づきは、これからAさんの回復の重要ポイントですから。

（中略）

Aさん：見たくない部分がどんどん見えてきます。ずっとフタしてた部分なんだなぁ。あ、あと気になる事があります。うつ病って再発する人がめちゃくちゃ多いですよね。地元の友達がうつ病になってしまって、もう何年も治ってないんです。自分のことを相談しようとして連絡を取りましたが、相手の話を聞いていると余計にしんどくなってしまって…。

後生川：絶対しないとは言い切れませんが、そうならない心がけは必要ですよ。私もいまだに心掛けていることがあります。また、後々お話しするとして…。

うつ病の人ってあんな風になっていくのかって思うと、明るい未来が見えません。同じ病気の人と、話をするのが怖くなるんです。再発しない方法ってあるんですか。

うつ病の再発率はたしかに高いです。そうなる人もいますが、ならない人もいるわけです。だからAさんは、ならないグループになればいいんです。そのためには、沢山のお薬を飲んで、長～く休むことではありません。私も「お薬を飲み続ければ、普通の生活が出来ますよ」と言われました。「この先生は治す気がないんだ」とすぐ分かって、病院を変えましたが。

1回あっただけのオジサン（医者）に人生決められるなんか、やってらんないと思ったんです。実際に医師の中にはそのような言葉をヘーキで使う方もいます。

Aさんも、これから努力の方向性を間違えないことが大切になります。

Aさん：努力の、方向性、ですか…。今、自分が治したくて取り組んでいる方向性が正しいのか、間違っているのかもわかりません。だって、診察時間も5分位でしょうか。「まぁ、焦らないで様子を見ましょう」って言われるだけで…。不安になります。いや、悪い先生ではないけど、様子見るって○月○日ごろまで様子見るとかハッキリ言ってくれないと、希望が持てません。

後生川：そうでしたか…。診察時間の有効活用についても、こんどお話ししましょう。先生たちは忙しいから、言葉にしないと伝わらないことばかりなんです。何も言わなくても察してよ…、言わなくてもちゃんと分かってよ…。それは現場では無理なんです。私たち看護師に対しても。

Aさん：病院の人たちは忙しそう。言おうと思うと、緊張して言葉が出てこないし、ちゃんと伝えたいことが伝えられるのかも不安だし。むずかしいです。ネットでは「うつ病を治すためには薬を飲んで休む、治っても再発防止に1年間飲み続ける」って書かれています。どこかの大学教授とか、テレビに出ている偉い先生が書かれています。それは違うんですか。

後生川：私は違うと思っています。凄い病院に勤務しているからとか、テレビによく出て有名だからって正しいことを言っているとは限りません。テレビに出てなくても、素晴らしい医師を私はたくさん知っています。１００人いれば１００通りの診断と治療方法があるんですよね。

Aさん：Aさん、ネットとの関わりにも課題がありそうなので、またそのお話も。時間があると、考える時間だけが増えるし、携帯を触る時間も増えました。夫からは「おまえ、ネット依存症じゃないか。それも精神の病気らしいぞ」って、いつも怒られてしまいます。

ダメだよって教えてくれるのも夫なりの優しさでしょうけど、つい「私の気持なんか、分からないでしょ」って言ってしまう。なるべく言わない様にしているけど、この気持ち分かるはずが無いって思うと、イライラしてくるんです。感情コントロールも出来ない自分にもイライラしてきます…。あぁ、もう！　って。

後生川：うつ病って落ち込んで元気がなくなる病気かと思ってたけど、逆もあるんですね。そうなんです。症状なんか、一般論でしか書かれていません。むしろ教科書通りに症状が出る人の方が少ないですから。治療のガイドラインも、ガイドライン通りに治療してストレートに治る人はいないでしょう。だって生身の人間ですから症状は色々と混ざり合って、こんがらがってます。それを判断するお医者さんも生身の人間ですから、判断を間違えてしまうこともあるわけです。

Aさん：先生が判断を間違うって、どういう意味ですか。

後生川：「しんどそうだなぁ」というのは分かるけど、まずは、知りえた情報から判断します。だからこちら側も情報を伝えないといけないんです。正しく判断してもらいたいなら、正しい情報を伝える必要がある。そういう意味です。

Aさん：病院の先生は、医学部でそういう教育をうけないんですか。患者さんの気持ちを読み取る授業とか、コミュニケーションの訓練とか？……。

後生川：いやぁ、ないと思う。私は医者じゃないので、そこらへんよくわかりませんが。まぁ、とにかくネット情報ばかりを見て、それを信じてるAさんに対して、ご主人も不安なのでしょう。ご主人なりの戸惑いがあるのかも…。

Aさん：私はめちゃくちゃ頑張ってる。でも認めてくれないし褒めてくれないし、励ましてもくれない。

後生川：一般的には、うつの人を励ましちゃいけないと言われています。だからご主人もどんなふうに声をかけたらいいのか、分からないのかなと思う。分かりたくても、やっぱり分からないですし。

Aさん：昔の職場でうつ病の女性がいたんですけど、たしかに自分がうつになる前は、うつ病の人になんて声をかけたらいいか分かりませんでした。何か言って泣かれちゃったらどうしよう、突然死にたいとか言われたら責任取れないし。励ましてプレッシャーを与えてもかわいそうだし。声掛けのタイミングって難しいと思います。
でも、いざ自分がうつ病になってみると、どうして気の利いた声掛けしてくれないの、励ましてくれないのって思う。どんどん孤独になって、友達が離れていくの分かるし…、本当に辛いです。うつ病というだけでも辛いのに、友達が減ったり、理解されないつらさも襲ってくるんです。

後生川：そうですよね。みんなそうかも。なって初めてビックリする。
励ましちゃいけないのは、消えたいとか死にたいとかシビアな時期だけで、ずーっと励まされずに、この人生最大の危機を乗り越えられるはず無いです。

Ａさん：後生川さんは、励まされましたか。

後生川：はい、励ましてくれました。それがなかったら私はいまだに寝たきり生活で、治っていなかったと思っています。私、気が付いたんです。治らない人たちと同じことをしていたら治らないのは当然で、治るためには治るためのことをすればいい。答えはシンプルなんじゃないかって。
私も励まされて元気をもらったように、担当カウンセラーとしてＡさんを励まし続けますから。ちなみに今、通院先のカウンセラーさんとは接点は無いようでしたが、今後ご検討する予定は。

Aさん：先生は「あなたは、うちでカウンセリングを受けられる精神状態にない、様子をみましょう」そう言って、受けさせてくれませんでした。だったら院外カウンセラーさんにお願いしたくて、礼子さんに連絡した次第です。

後生川：そうだったんですね。様子をみるって、先生はいつまで様子をみる予定だったのでしょうかね。どんな病気も早期対処が原則だと私は思うのですが…。

Aさん：さっきお話しした友人も「様子をみましょう」と言われ続けて5年らしいです。

後生川：うわー、それ様子を見すぎですよ。ひどいなぁ、きついですね。

Aさん：頑張って、それ以上頑張れないときは「そんなこと言われて、どうすればいいの」って思ってしまいます。だけど、できたところは「出来てるよ！」って教えて欲しいし励ましてもらいたいです。だって一人じゃ、ぜんぜん分からないから…。

後生川：そうですね。分かりました。今、自分が回復段階のどこにいるか分からないと不安ですもんね。「こうしたらお薬なしで眠れるかも、気持ちが楽になるかも」ってアドバイスは出来ますが、それをするのはAさんです。ペース配分は重要ですから、その辺は私にお任せくださいね。まぁ、焦るなって言われても焦ってしまうのが病気の仕業ですから。一つ一つ、出来るところから。

Aさん：出来なかったら、どうなるんでしょうか。

後生川：それはやってみないと誰にもわかりません。カウンセリングは結果を保証するものではないです。でも、Aさんの「それでも、うつ病を乗り越えたい」という気持ちが大前提にあって、その気持ちを後押しするのが私の役目。Aさんの気持ちが一番重要。へこたれそうな時もある、そんな時こそ私を頼ってくださいよ。今、先生から受けておられる治療がより効果的になるように、色々考えていきたいと思います。

Aさん：カウンセリング計画があるんですね。

後生川：医師の治療計画、看護師の看護計画、介護士の介護計画とかあるんですが、専門家の視点で、それぞれの患者さんにあった個別性のある計画を立ててサポートしていくわけです。どんどん見えてくる課題もありますから、見直しながら修正していきますね。行き当たりばったりの支援って一番意味がありません。だから、カウンセラーのカウンセリング計画書が必要だと私は思っています。しかも保険適応外で料金が発生していますから無意味なことなんか出来ないわけです。
でもAさんは、いずれカウンセリングから卒業されます。私と関わる事がなくなっても、ご自身の再発防止にお役立ていただけると思います。1年間ほどですが、もう腹割っていきましょう。辛い時はぶちまけてもらっても構いませんからね。

【これまでの経過と現状をうかがう】

後生川：分かりました。今日はたくさんお話しくださり、本当に有難うございました。あっという間に2時間ですね。そろそろお時間ですが、最後に確認しておきたいことはありますか。

Aさん：はい、大丈夫です。

後生川：早速、今日伺った内容から計画を考えていきます。次回からその日に話すテーマを決めて、進めていきたいと思います。ある程度のテーマが無いと、話がどんどん広がりすぎて、あっという間に時間だけが過ぎちゃうのも困りますよね。早速ですが、1週間以内に1時間ほどお話しさせて頂けたら…と思いますが、Aさんのご都合は、いかがでしょうか。

Aさん：では○日に。子供たちが学校に行ってる時間帯がいいです。

後生川：午前と午後ではどちらが、気持ちや体が楽ですか。

Aさん：午前がいいです。なにか用事があると、起き上がれそうなので午前中がいいです。

後生川：承知いたしました。では○日の午前10時にお願いします。WEBかお電話かは、当日の体調で決めて下さって構いませんから。あと、カウンセリング計画書は、明日の午前中には郵送しますね。

初回カウンセリング終了後、私はAさんの「カウンセリング計画」を作成した。

【A様　カウンセリング計画書】

作成日：令和○年　○月○日
作成者：後生川礼子（後生川うつ専門研究所）

◆20時間のカウンセリング目標
・お薬に頼らず、穏やかに日常生活が送れるようになりたい。
・自分への自信が持てるようになりたい
・再発しない方法を理解することが出来る

◆カウンセラーから見たA様の課題
・睡眠の質が低下し、起床就寝リズムが安定していない
・室内で過ごすことが増えて筋力・体力低下がある
・情報収集や不安感の解消のためスマートフォンに依存している
・慢性的な便秘があり、下剤を常用している
・冷え性で血行不良があるが対策が出来ていない

・自分で自分を苦しめる考え方の習慣がある
・母親としての自信を失い、ご主人や子供への罪悪感が強い
・主治医との信頼関係が構築出来ておらず、診察時間が有効活用できていない
・抗不安薬にかわる癒しを生活の中に取り入れていく必要がある
・同じ病気の人との距離感を再確認する

―（など、一部を掲載）―

◆今後20時間かけて取り組んでいくこと（順不同）

・まず「睡眠日誌」を活用して現在の起床就寝のリズムを把握します。そのうえで、改善にむけた具体的な改善方法をお話しします（睡眠環境の整え方や、眠剤とのかかわり方など）。睡眠日誌に記入する作業がストレスに感じる場合は中止していただき、口頭で教えてください。
・睡眠の質をすこしでも高めるために日中に出来ること、やめた方がいいことを一緒に考えていきます。すぐに効果として表われないかもしれませんが、習慣化していく事で睡眠の質は必ず安定していきます。都度、不安な事があればお尋ねください。
・仕事を退職されてから一人で過ごす時間が増えており、体力が落ちています。すべての家事はリハビリになります。うつ症状で動けない時もあるかもしれませんが、きついながら

も出来る室内での家事や運動についてお話ししていきます。うつ回復の基本は体力と免疫力です。すこしずつ取り戻していきましょう。

・うつ病の情報を調べすぎて余計不安になったり、家族時間にも携帯画面を見ている時間が長くなっています。ＳＮＳ・ネット情報との付き合い方についてお話ししていきます。

・消えたい気持ちが出てきたときの対処方法についてお話しします。それでも衝動的に行動に移したくなった時には直接お電話をください。時間外であっても可能な限り対応いたします。

・慢性便秘を下剤で対応されていたとの事。自然排便につながる腸内環境の整え方についてお話しをしていきます。セロトニンと腸内環境は密接な関係があります。精神科のお薬だけではなく、下剤にも頼らない生活習慣について一緒に考えていきましょう。

・効果的な服薬治療を受けていても血行不良があると、回復に悪影響を及ぼします。冬は冬の冷え性対策を、夏はクーラー対策を、季節の変わり目や寒暖差も注意が必要です。20時間を1年間かけてそれぞれに季節に合った寒さ対策についてお話ししていきます。冷えは万病の元です。

・現在の入浴は1週間に1回程度。入浴動作も肉体疲労になり、保温や清潔は回復力を高めていきます。うつ症状できつい時は仕方がありませんが、いつか子供さんとも一緒にお風呂に入る事を目標に少しずつ努力してみましょう。

・お薬には自信を取り戻す効能はありません。自信を取り戻していく方法をお伝えします。
・今、受けている治療について改めてお話を伺います。5分程度の短い診察時間ですが、帰宅後に自己嫌悪に陥らない様にするため、診察時間の有効活用方法についてお話ししていきます。自分の受ける治療は自分で選んでいいのです。もしご希望であれば精神科セカンドオピニオンについて情報提供いたします。
・今後減薬が進むにあたり、減らしたこと（これまで飲んでいたものを飲まなくなる）での不安感が起こる可能性があります。長く服用することで依存性を作ってしまうので、不安から定量に戻すのではなく、飲まない自分に慣れていく方法を選択してください。減薬に伴う不安感にはしっかりと伴走していきます。
・カウンセリング最終では、カウンセリング計画書を一緒に見直して、カウンセリング終了後の再発防止について整理してお伝えします。

――（など一部を掲載）――

第2回目のカウンセリング

※前日に「明日10時、予定通り宜しかったでしょうか。ＷＥＢかお電話かは、またお知らせください」とＬＩＮＥする。

後生川：Ａさん、こんにちは。
ＷＥＢの調子も問題なさそうでよかったです。この間は有難うございました。あの後、どっと疲れませんでしたか。

Aさん：いいえ、自分のことをあんなに話せたのは久々でした。心療内科を勧めてくれたママ友には少し話せるんですけど、やっぱり友人関係って個人情報守ってくれるのかとか、実は不安で。ママ友グループの話のネタにされるのも嫌ですよね。

旦那も定時に帰ってきてくれてるけど、息抜きが出来ないから疲れてるみたい。

話聞いてほしいけど、何回も同じことというと「考えすぎだ」って聞いてくれないし。


後生川：旦那さんなりに協力してくださっていますね。ひどいご家庭は一切理解ないですから。

怠けてるだけって、寝てないで早くご飯つくれとかいって…。

友達関係だって、ピンチの時に本性というか裏の顔が出るから、友達って思っていた人が助けてくれなかったり、そこまで仲良くなかった人が親身になって話を聞いてくれたり。この機会にAさんの人間関係も見直していく事になりそうですね。

早速ですが、先日お送りしたカウンセリング計画書は読めましたか。分かりにくい所は有りませんでしたか。

（中略：計画書を一つ一つ説明する）

Aさん：そうそう、図星だって思いました。治らないのを医者や病院のせいにしていました。不安になるとスマホばかり触るし、自分が飲んでいる薬の副作用調べてみたり、うつの人のブログ読んじゃったりして自分で自分を追い詰めている感覚です。そして余計に眠れなくなっているし。

後生川：みたくない部分だったと思います、具合いが悪くなりませんでしたか。大丈夫でしたか…。

Aさん：だいじょうぶです、はい。自分で隠したい部分を礼子さんにズバリ指摘されると、やっぱりそこかって納得しました。そこを改善していけば、私のうつ病もどうにか出来るってことですよね。

後生川：初回日に伺った内容だけを書面にまとめましたので、これが全てではありませんし、今のAさんは、絡まった毛糸のようになっています。こんな経験ありませんか。毛糸が絡まったままなのに、無理やり焦ってどうにかする

郵　便　は　が　き

お手数ですが
63円切手を
貼って
ください。

1 0 2-0 0 7 2

（受取人）
東京都千代田区飯田橋 3-4-6
新都心ビル4階
株式会社 ごま書房新社

ご愛読者アンケート係 行

A	お名前《ふりがな》			B 男・女	C 年齢　歳
D	〒	E	ご住所　TEL　（　　）		
F	E-mail:				
G	お買い求め　1. [　　　]新聞の広告　2. 雑誌[　　　]の広告　3. その他の広告[　　　]　4. 書店店頭　5. 人にすすめられて　6. その他[　　　]				
H	ご購入書店　市　書店			K	ご購入日　月　日

●ご愛読者カード

1年以内にうつ病から回復したいあなたへ
うつ克服専門カウンセラーが伝えたいこと

本書をご購入いただきましてありがとうございます。

〈アンケート〉にご協力いただいた方には「20分間」著者と自由にお話しいただける時間を設けます（注意：カウンセリングではありません）。

詳細は当研究所の公式HPよりご確認ください。

投函後に以下のアドレスへ「氏名」「電話番号」「ご希望日時」をお知らせください。

万が一、返信メールが届かない場合は迷惑フォルダをご確認ください。

【メールアドレス：info@gosyougawa.com】

①本書のご感想や、今後の活動に関するご要望をお聞かせください
②内容は個人を特定しない形で使用させていただく場合があります

ご協力ありがとうございました。

と余計キック絡まって、最後は「あぁ、もう！」って投げやりにしたくなる。どんどん腹も立つし、うつ病も同じ。まず一つ一つをきれいにほどく作業からです。課題が沢山あるように感じるかもしれませんが、ぜんぶ連鎖的にほどけていけますから。私はカルテにカウンセリング記録を残していきますから、時々記録をもとに振り返りも取り入れていきましょうね。

Aさん：え、私のカルテってあるんですか。何が出来ていて、何が足りないのかも、振り返りをしないと分かりませんもん。

後生川：記録用のパソコンはインターネットに接続していないものを使用しています。入力専用パソコンですね。別のパソコンからＬＩＮＥする事もありますが、セキュリティ対策のソフトも入れて定期メンテナンスは専門家に依頼しています。だからご安心ください。

Aさん：礼子さんのブログにも書かれていましたが、記録って大事みたいですね。「自分の取り扱い説明書」そう、それが分からない。礼子さん以外のブログにも、できた事や感謝日記を書くのはイイって書いてありました。私も、書こうと思ってノートは準備したけど、なかなか開く気になれません。でも書けそうな時は書いてみます。

後生川：3行日記、いや1行日記からでもいいです。うつの時って、他人に「どうして私のこと分かってくれないのよ」と言いたくなりますが、自分が自分のことを一番分かっていないんです。自分が分からない事を他人に「わかってよ」というのも厳しいかなぁ。自分には、うつ病に繋がってしまったどんな生活習慣があるのかな、考え方の習慣があるのかな、落ち込みパターンがあるのかなとか。自分をしって認めてあげるところから、うつ克服の道は始まっていくんです。自分の取り扱い説明書があると、それが再発予防になり、感情のコントロールだってできる様になるんです。

Aさん：「どうして私のこと、分かってくれないの」って思ってた。分かってくれないから余計にイライラするし落ち込みます。でも自分が自分を一番分かっていない…、そうです。なんでうつ病になったのかも分かっていない。

先生はセロトニンのナントカって言うけど意味がわかりません。

後生川：これからの20時間は、Aさんにとって大切なお話ばかりです。ぜんぜん箇条書きでいいので、その日の記録としてAさんなりに残していきましょうか。先日お送りした計画書と領収書と一緒に「睡眠日誌」を入れていました。これも大切な記録物です。本題に入る前に、ちょっとその説明をしておきたいのですが、宜しかったでしょうか。

Aさん：こういうの初めて見ました。なんですか、これ？

後生川：睡眠日誌というもので、無料でダウンロードできます。睡眠について話す時、医療者って「早朝覚醒」とか「中途覚醒」とか「入眠困難」とかって言うんですけど、この言葉を聞いたことありますか。うつ病の一般書にもよく書いてあります。

Aさん：はい、聞いたこと、あります。

後生川：実は、みんな違うんですよ。高齢者の方の「早朝」って3時だという方もいますし、若い方は6時と言う方もいます。私は、「早朝」って言われると3時ぐらいです。学生時代から朝型人間なので。いまは息子らのお弁当つくりがあるので5時台が普通で、7時だと寝坊です。8時に起きるとすれば体調が悪い時だけでしょう。まぁ、こんなふうに言葉の定義というものが全然違います。みなさんがどんな常識を持っているかって、実はこう話をして、書いて、「見える化」しないと分からないんですね。

Aさん：そっかぁ。曖昧なんですね。

後生川：以前「早朝覚醒して不安だ」っていう方がいて、これに記入していただくと20時から3時まで入眠されていました。20時から寝るわけなので、そりゃ3時に起きますし、3時には家族のみなさんは眠っておられるから、ポツンと一人ぼっちで不安だって。それでも睡眠時間は7時間。十分なんです。こういう方には寝る時間を22時ごろに調整したら、朝の不安感は解消できました。

Aさん：え、でも普通、それくらいは分かるんじゃないですか。あ、でも皆の「普通」も違いますもんね。

後生川：逆に入眠困難だと言われる方の中には、お昼寝を2時間以上とっていたり、20時ごろリビングでうたた寝してる方もいます。就寝前に眠る力を使い果たせば、いざお布団に入っても眠れませんし、パクっとお薬のんでもすぐに効くわけない。まずAさんの問題の優先順位を考えると「睡眠」のお話から入っていきたいと思いますが…。またはAさんが今、一番困っている内容からでも構いませんよ。

Aさん：そう、眠れないことが今、一番つらいです。昔はどこでも眠れるノー天気なタイプでした。でも今は、眠り方がぜんぜん分かりません。今日は眠れるかな、眠れなかったらどうしよう…って不安で余計に眠れなくなって。朝から「あぁ、絶望の1日が始まる」って思ってしまう。動悸がして脈がやたらと速いです。でも夜にちゃんと眠れるようになれば、朝の不安感も和らぐような気がします。礼子さんの時は、どうだったんですか。

後生川：そうですね…。最初の頃は24時間眠れませんでしたよ。眠ろうとすると体がパニック発作を起こして汗が噴き出して、体が眠る行為を拒否している感じで。夜は恐怖しかなかった。

（中略）

まず、お送りした睡眠日誌を見ていただきたいのですが、手元にありますか。

眠っている部分を塗りつぶし、起きているけど横になっている部分を斜線にして書いてほしいんです。きっちり几帳面に「2時43分に起きた」と記入する方もいますが大体で構いません。記入することがストレスになってしまう方もいますので、まず書けたら…というところで。

Aさん：はい、分かりました。

後生川：睡眠を含めて、まず今の1日の生活パターンを教えてください。初回の日に大体のことは教えて頂きましたが、もう少しだけ、深く話をお話し伺いたいと思います。ちなみに、Aさんは今朝は何時ごろに目が覚めましたか。

Aさん：目が覚めたのは朝5半で、うつらうつらしてお布団から起きれたのは7時ごろ。最近は夜中に2~3回おしっこで起きる事があって…。深くは眠れていません。目が覚めた途端に心臓がバクバクしてしまいます。家族も寝ているし、昼間用の不安時の屯服を飲むか迷いながら一人で布団に入って耐えてます。

後生川：その後は…

Aさん：二度寝することもありますが、「長い1日が始まるな」って絶望感でいっぱいになるし。眠っている時だけが幸せです。

後生川：眠れない時の、眠剤の屯服を飲むことは？

Aさん：主治医の先生からは、眠れなかった時の追加薬として○○を頂いてます。夜中に起きたらスマホで時間を見て、ついそのままスマホを触ることも。そのまま朝になるのも怖かったし、昨日は夜中3時くらいに屯服を飲んだと思います。

後生川： 夜中3時はもう明け方に近いですね。屯服は効果ありそうですか。主治医は本当に夜中の何時に飲んでもいい、と？

Aさん： 屯服を飲むと、浅いけど寝れた気がします。主治医は…はい、そうだと、思う。

後生川： 前の晩、お布団に入ったのは何時でしたか。

Aさん： 眠剤飲んだのが23時ごろで、テレビを消してから0時に寝たと思います。

後生川： となると睡眠日誌には23時～0時までが斜線で、0時～5時までが黒塗り。5時から7時までは起きてるけど横になっているから斜線ですね。23時と3時に★マークを入れといてください。5時間睡眠とはいえ、途中も起きておられるみたいだし。この状況は1か月前と比べて、どうでしょう。

Aさん： 完全に悪くなっています。

仕事やめたのでストレスの元から離れたはずですが、症状だけがぜんぜん消えなくて。

後生川： そうですか。朝の家事や子供さんのお世話は、どうされているんですか。

Aさん： 子供達には、自分で出来る事はしてもらいます。夫も「きついなら寝てていいよ」と言ってくれるんですが、母親としてみそ汁一つ作れないのも情けなくって。

お米も炊けない。昔はちゃんと朝ご飯作れてたし、お化粧も出来てたんです。いまは歯磨きすら出来ません。布団を片づけるのも億劫。だから敷きっぱなしだし、きつくなれば横になれる環境があって、午前中から横になります。とにかく倦怠感が酷い。自分はうつ病じゃなくて内臓の病気じゃないかなって思ったりします。

後生川：午前中に横になる時間も斜線ですね。内科の病気と言えば最近、健診は？　これまで大きな病気や手術歴はありますか。

Aさん：9か月前に健診を受けました。これです（画面上にうつす）。この時は、特に何も言われませんでした。若いころから大きな病気は無いし、産後も特に…。

後生川：うつの症状だと思ったら、うつ病じゃなかったというのは、読んでくださった本に書きましたが、めまいが耳鼻科の病気だったり、不安感がホルモンバランスの乱れだったり。精神科では単にうつ病と診断されたけど、専門病院に受診していただいたら糖尿病や甲状腺の病気、ひどい貧血だった方もいます。Aさんのお話の中で、気になる点が…。最初にお話しした時も「トイレが近い」といわれてましたし、今も夜中にトイレに行く事があるとか。睡眠に影響出ていませんか。

Aさん：寝る前に水分を摂りすぎることはないです。むしろ少ないかも。

後生川：Aさん、これまでに膀胱炎になったことはありませんか。

Aさん：3年前に1回。そういえば、食べたり飲んだりできなかったから、トイレに行く回数も減っていたと思う。

（中略）

後生川：おしっこごときで睡眠が邪魔されるのは、とてももったいないです。うつ病の診断は消去法がいいと思っています。眠れない原因も消去法です。3年前に受診した病院に今度、膀胱炎の検査にいってみませんか。むらみやたらに屯服の眠剤を増やすより、睡眠を邪魔している膀胱炎のような症状を先にどうにかしませんか。夜中のトイレ起きがないだけでも。もしかしたら朝まで眠れるかも。

Aさん：それもあるかもしれない。明日、母についてきてもらって行ってみます。あの時の症状と似てるかも…。

後生川：うつの時は寝れない、食べれないとかで免疫力や抵抗力、体力が低下しています。するといろいろと感染しやすくなります。じつは私も3年前に初めて膀胱炎になってしまったんですが、パソコン作業に没頭してしまうと、つい水分摂るのを忘れたり、「ここまで原稿を書いてからトイレ行こう」ってつい我慢したり。あの時は夜中も頻尿で不眠でした。痛いし、気持ちが悪いし。膀胱炎ごときでしたが日常生活にかなり支障が起きてしまいました。自分の元勤務先がかかりつけ医なんですが、「生活習慣は自分で心掛けていかないと、誰も注意してくれませんよ」って。

「あぁ、人に言ってること、自分も言われてる」って反省しました。その先生がおっしゃる様に、大人って自分で気を付けないと、だれも注意してくれませんからね。

Aさん：礼子さんでも、そんなことあるんですね。安心しました。なんでもできる人だと思ってた。

後生川：いやいやいや…。私もえらそうなこと言いながらダメだなって反省しました。Aさんも、水分は適宜とってくださいね。明日の受診結果、よかったらＬＩＮＥでおしえてくださいね。それからお薬手帳は先生に必ず見せてくださいね。飲み合わせは絶対に大事ですから。

Aさん：あ、はい、終わったらＬＩＮＥします。

（中略）

後生川：さっき見せて頂いた健診結果と医師のコメントでは問題なさそうですね。もし生理が止まってしまったりする時は教えてください。うつと女性ホルモンは密な関係なんですよ。お話しを戻しますが、子供さんたちは何時に家を出られるのでしょうか。

Aさん：7時40分ごろ、みんな一緒に出ます。「いってらっしゃい」は言えても、ダーっとソファに横になります。テレビつけても最近は○○のこととか、こわいニュースが多い。最近も○○の事件ありましたよね。「犯人は過去に精神科通院歴のある…」って言われると、自分も頭おかしくなって事件を起こしてしまったらどうしようって、怖くて動悸がします。だからネットを見たり…かな。

後生川：ニュース番組みるの、やめましょうか。わざわざ具合い悪くなることを、自らやる必要はないと思いますし。このお話もしますが…、あと他には。

Aさん：あと、うつの知り合いにLINEしてみたんですがお互いマイナス思考だから、余計に具合悪くなって…。でも先日、その人の体調が良くなっている話を聞いたら、また落ち込んじゃって。病人グループから一抜けできた人なんだって嫉妬して、余計に辛くなりました…。自分が辛すぎて、相手の幸せを喜んであげられる余裕がないんです。不安になるとスマホを見てしまって、最近は肩こりもひどくて湿布貼ってます。こんな感じでアチコチに湿布が（画面で見せる）。

後生川：情報との距離感だけじゃなくて、同じうつ病の方との距離の取り方は、本当に課題ですね。いい方向に向かう関係性もあれば、共倒れのケースもあります。Aさん自身の「ついつい…わかっちゃいるけど」という習慣が見えてきますね。

Aさん：そう、ついつい…。

後生川：ここ数日、お昼は、食べれていますか。

Aさん：食欲はありません。買い物に行く気力もないし、家にある缶詰やうどん、カップラーメン、食パンとか食べてます。あと便秘にいいかなってバナナとヨーグルトは少し。

あんまり食べないから、便秘もひどくなったんです。

後生川：私から見ると画面上では少しふっくらされているように見えますが、身長と体重はどれくらい？

Aさん：身長は１６０ｃｍです。仕事を辞めてから太りました。いま60ｋｇくらい。そんなに食べないのに太ります、なんでだろうって思ってて。自分が飲んでいるお薬って太る薬みたいなんです。だから私が太るの、仕方ないのかなって。着られる服もないし、旦那のお下がりとかゴムのズボンとか。洋服にも全然興味がなくなりました。もう、うつ病のことで、頭一杯で…。

後生川：ご家族を送り出した後に、部屋の中で体を動かすことって、あるんですか。

Aさん：お昼からは、少し外に出ようと思っているんですが…。礼子さんの本に「運動」のことが書いてあったから、やってみたけど、次の日に動けなくなってダメでした。

後生川：たしかに「運動」といっても、やり方とペース配分というのがあるので、やりゃいいってものでもなく、運動すれば治るものでもなくって。でもきつかったですね。このカウンセリングの中でAさんがきついながらも出来る運動というものを、一緒に考えていきましょうね。

Aさん：はい。あとは、どこへ行けばいいのか、買い物に行っても何を買えばいいのか分からなくてソワソワしてウロウロしてるだけ。近所の人から「最近、ずっと車が家にあるけど今、なにしてるの」って聞かれたのが、はぁ、もうショックで…。うつ病で引きこもっているなんて言えるわけないですよね。友達からも「マイホーム買って、優しい旦那と可愛い子供がいて、幸せそうなのに何でうつ病なんかになるのよ」と言われました。この言葉、グサグサっときました。周りから見ると、うちは幸せそうな家族に見えるらしいです。

もう、人と会って話すのも怖いし、買い物にも行けなくなりました。車や自転車の音にもビクビク緊張してしまうんです。朝は仕事や学校に行く人を見ると、自分は社会不適合者なんだ…って思い知らされます。私の感覚、おかしいですよね。

後生川：うつ病になると五感が敏感になりすぎて、一般の人が感じるストレスの100倍くらいの感度になるんです。そっか、そんなこと言われたんですね。それは辛かったですよね…。その感覚は病気の仕業。Aさんがおかしい訳じゃない。

Aさん：そう、怖いくらいに敏感になりました。うつになったことが無い人は理解できないらしいです。病気の仕業か、そういってもらえると少し楽になります。

（中略）

後生川：今日は1時間の予定ですから、まずはこれまでのお話を伺った中で、早速今日から心掛けて頂きたいことを、ちょっとお話しします。できる事からでいい。あ、トイレ大丈夫ですか、水分取りながらで構いませんよ。

Aさん：（ゴクゴク）また水分摂るのも忘れてた。でも、話すと喉が渇いてきます。

後生川：そうです。こまめに水分を取る事を心掛けなければ、気が付かないうちに脱水状態。トイレも自分で行こうと思わないと膀胱炎になります。うつも同じです。自分の行動は自分で心掛けないと、気が付かないうちに、ね。

Aさん：それが予防ですよね。子供にはガミガミと言ってたのに、自分の方が出来ていなかったという事か。

後生川：大人になると、なかなか注意してくれる人いませんから。いや、私だってそうです。指摘されてはじめて、自分の習慣が分かることもあります。習慣化して悪くなったことは、習慣化してしか解決できないんですよ、悲しいけど。

Aさん：図星だからって腹を立てるんじゃなくて、「病気は体からのメッセージ、気付かせてくれて有難い」と思わなきゃいけないってことですよね。礼子さんの本にも書いてありました…。有難いって思える日が、本当に来るんでしょうか。

でもこういう事って主治医にも話したことがありません。というか、聞かれたこともありませんよ。私の主治医ってパソコン画面にしか興味ないみたい。

後生川：患者さんが次から次にきますから、診察したり記録したり、処方箋をかいたり…先生は忙しいですもんね。次の予約の方をお待たせすると、それはそれでクレームに繋がりますから。手抜きは出来ないけど、時間もかけられない。この短い時間をどう有効

Aさん：活用していくかお互いが考えなきゃいけません。患者さん側もです。

礼子さんは看護師さんですが、精神科専門の看護師さんってどこにいるんですか。精神科のクリニックの外来では、看護師さんの姿って見かけたことがありません。採血もないし。もっと看護師さんが礼子さんみたいなこと相談に乗ってくれたらいいのになぁ…。

後生川：心理カウンセラーさんって、体や生活習慣のことって勉強してないんですよね。それぞれの専門分野がありますからね、体や生活のことは専門外だって言われて終わりかもしれない。現場にはいろいろな諸事情があるんですよ。私も1年間通院しましたが、看護師はほぼ見かけたことがありません。採血一つありませんでした。うーん…。まぁ、病院クラスの外来や、入院でもしないと看護師には関われないかもしれません。精神科のデイケアや訪問看護もありますがAさんは、外来通院しながら回復を目指すんですよね。

Aさん：そうです。入院はしたくありません、子供もいるし。

後生川：じつは、入院すれば絶対に治るものでもありません。精神状態が不安定で、薬物治療をされている方々の集まる場です。泣いたり、叫んだり、走ったり…。もしかすると、静かな療養生活とは程遠い環境の可能性だってある。集団生活がストレス源になる可能性だってあります。

入院時の処方量よりも、退院時の処方量が明らかに増えている方々もたくさん見てきました。治療のために入院したのに、お薬が増えて帰る状態って…。うーん、経緯は理解できませんが、とにかく回復するためのことだけを考えて実践を繰り返す。試行錯誤する。諦めない。それが大切なんです。

Ａさん：治るための事を繰り返す、試行錯誤していいんですよね。

後生川：そう、試行錯誤するしかない。
私も全国回って自宅訪問もしてきましたが、家の中を見させていただくと、うつ病になった原因が沢山見えます。玄関に一歩入った瞬間に、すぐ分かる事だってある。診察室では絶対に見えていない部分、確実に盲点。
受診すらできない精神状態の方もおられるんです…。それが出来ない生活の問題もいろいろあって…。だからって精神科の医師が訪問してくれることもない。
すべての病気って生活の中で発生するのに、生活習慣のことを見ないで、回復はありえないとすら思ってしまいます。だから患者さん側からの情報提供をしてほしいんです。

Ａさん：うつ病と生活習慣って、そんなに大切だったんですね。私の主治医もこんなこと、しらないだろうなぁ。

後生川：年齢も地域も主治医もばらばら。だけど回復していかれた方々の試行錯誤も、このお話しの中に取り入れていきますからね。早速ですが、睡眠に関していくつか…。

Ａさん：克服された方々のパターンも聴けたら、ぜひ参考にしたいです。
後生川：まず、１つ目は今夜から「睡眠日誌」を記入してみてください。これは回復が目に見えて自信になります。あと、主治医に減薬についてご相談するときの指標になりますよ。最初から言葉で伝えるよりも、忙しい医師にとってはパパパっと視覚的に示してもらう方が判断しやすいと思うんです。
この日誌を見て「これくらい寝れているなら、そろそろ眠剤を減らそうかな」と判断がしやすいんですね。
Ａさん：自分で話をしていて、結局何を言いたかったんだろうって思うし。
たしかに、話があちこちに飛ぶからなぁ。
後生川：私が外来勤務だった時に思っていたのは、患者さんの治療がうまく進まない原因って、薬が効く効かないという以前に、お医者さんと患者さんとの間で、正しく情報が伝わっていないことだと思ったんです。思考力が低下している時の伝え方だって工夫が必要なわけで、でもそれって教えてもらえませんよね。
Ａさん：そう、こちらが何も話さないと、一方的に先生の言いなりになってしまいます。
そもそも診察室の椅子に座るの、なんか緊張するし。
後生川：そうですよね、ほんとうは、そのあたりを外来看護師がフォローしてくれたらいいいんですが、現状はあんまり期待できません。

まずは「睡眠日誌」を使って診察時間の有効活用をしていきましょう。少し書けたら、次のカウンセリングの日に写メで送ってください。2つ目に…あ、メモってくださいね。

Aさん：はい、メモってます。「睡眠日誌をかいてみる」とメモしました。

後生川：2つ目は眠れない時の屯服を0時までにする。今日Aさんからお話を伺って思ったのが、朝の倦怠感の原因はいくつかあって、その一つが中途半端な時間に服用してるお薬のせいもあると思いました。遅く飲んだら、遅くまで薬の効果が残るのは当然なんです。先生はとくに指示されてないみたいですが…。

Aさん：あ、はい。ちゃんと聞いてきます。やっぱり2時とか3時では遅いですか。

後生川：はい、遅いです。

3つ目は眠前のお薬を飲む時間を統一しましょうか。いま23時ごろですが、もう少し早めに眠前のお薬飲めませんか。22時ごろとか。ちなみにAさんの寝室って、どんな感じなんですか。

Aさん：（画面越しに）こんな感じです。ここにはこんなのがあって。フローリングだし、とにかく冷えるんです。日当たりはあんまり良くないし。カーテンは…ちょっと汚いかも、すみません。この一つの部屋にみんな一緒に。

後生川：お布団は敷きっぱなし？　2つ窓が見えますが、換気は出来ていますか。

Aさん：あ、敷きっぱなしで、シーツも1か月くらい変えていません。つらくて泣いてばかりで、汚れたままかも。そう、お風呂も入っていないから相当汚いですよね。えっと換気は…、きついし面倒で、出来ていません。

後生川：いろいろ教えて頂いてありがとうございます。お風呂に入ることも、着替えることも相当体力を使いますよね。本当にしんどいと思う。でも3分でもいいからお風呂にはいって、身体を温めて、体から出ているものや皮膚の汚れを落として、気持ちの前に体を清潔にして、清潔なお布団に横になるだけでも、きっとね「きもちいい、かも」という感覚が起きると思います。周辺の音はどうでしょうか。大通り？　夜は救急車とか、うるさくないですか。

Aさん：音は大丈夫です。住宅街なので。でも、うつ病を治すのに、そういう事も大事なんですか。

後生川：じつは、病気ってこうした免疫力を下げる生活が作るんです。Aさんの病気は病院で出来たものなら、病院で治せると思う。でも違いますよね。生活の中で出来たものは生活の中にしか治る答えはないんです。

Aさん：仕事が原因だから、ただ仕事をやめれば治るって思っていました。

後生川：…、でも、仕事辞めても悪化していると言われましたよね。仕事って、きっかけに過ぎなかったんです。お薬のんで休んでも悪化している。それは、根本治療はそこじゃないからです。本当はもっと深ーくて違うところにあったという意味です。

Aさん：もっと、深ーいところ？

後生川：Aさんは、「生活」する人間です。病気は生活が作ります。元気になるためには免疫力を高める、Aさんの一つ一つの細胞が元気になる生活習慣を整えていくこと。さっき、すこしお話し伺いましたけど、そのために新鮮な空気、暖かい陽の光、身体を冷やさない、清潔な部屋、食のこととか。これは看護の基本にあって、これまで早期回復されたクライアントさんにも同じことをお伝えしてきました。これって人間が健康的に長生きする上でも、とってもとっても基本なんです。

Aさん：だから、癒しとか考え方だけではダメなんですね。

後生川：ぜんぜんダメじゃないし、それで回復する方もいます。でも詰めが甘くなります。だから再発する人が多くなると私は思ってて。

えっと、まずは、その汗と涙と鼻水が染みついたシーツを洗濯しましょうか。埃だらけの空気を吸うのも、免疫力を下げてしまう。朝起きたら、カーテンと窓を開けてゆーっくりと外の新鮮な空気をすって…。

Aさん：仕事を辞めたくせに掃除も出来てないし、本当に暗いし汚いです。たしかに、こんな場所で健康になれるわけないか。今日は頑張ってお風呂に入って、シーツもかえてから寝てみます。

後生川：すみません、うるさい小姑みたいに思わないでくださいね…。
Aさん：あ、いや、でも言われないと、私は気が付けなかった。
後生川：Aさんのお住まいの週刊天気予報を確認してみたんですが、しばらくいい天気が続きそう。換気してみてくださいね。深呼吸する時のアドバイスがあって。
Aさん：ただ吸うのと違うんですか。
後生川：不安で緊張している時って、息が止まってることが多い。いや、止まってはないけど姿勢が悪くて呼吸が浅くて不規則になってるんです。気が付きますか。胸を張って、あえてあえてゆっくり呼吸をしてみませんか。リラックスできないから呼吸が早くなってパニックになるんじゃなくて、逆です。ここの胸郭が開いてなくて、呼吸が不規則で浅いからリラックスできないんです。じつは心と体はつながっているんですよ。
Aさん：そう、姿勢が悪いって主人によく言われます。猫背も治さないと。姿勢を変えるのも整体に通ったほうがいいのかなって。礼子さんはどう思いますか、迷ってます。
後生川：生きている限り息を吸いますから、一時的にそういうプロにお願いするもの良いけど、お金がかからない方法の方が長続き出来るんじゃないかなと思うんです。ちょっと姿勢を正して、胸を張ってみません？
Aさん：（姿勢を正して、胸を張る動作）こう？
後生川：そのまま腕を伸ばして。

ほらー、出来るじゃないですかー。出来た出来た。それの事。どんな気分？

Ａさん：あはは（笑）ちょっと息がいつもより深く吸える感じ。いま、久々に笑った。

後生川：よかった、笑う事も免疫力を高めますからね。もう、最終結論を言うと、この「笑い」が一番のお薬なんですよ。

Ａさん：そうだ、わたし、全然笑えないんです。ずっと笑ってない。笑い方も分かりません。本当です。

後生川：分かりますよ、笑い方って分からなくなります。でも大丈夫、私に任せてください。その正常な感情を戻すのに、まずは体を整えましょう。人間って植物と同じいきものですから、日光を浴びることが必要になります。植物が元気になる方法、小学校の理科で習いましたよね。

レースのカーテンの内側でもいいので、陽の光がはいるところに座ってボーとするだけでもいいですよ。私は寂しかったから、１００円均一のユラユラする置物を何個か並べて、みんな一緒にユラユラしていました。あはは…。

Ａさん：あはは…。かわいい。

後生川：いま考えるとバカみたいですが、結構本気でやってた。全くカーテンを開けられずに、細くはないけど、もやしみたいに白かったんです。陽の光を浴びれる様になったら血の気が戻ってきたんです。太陽に浴びるって「セロトニン説」によくあるけど、他にも沢山の効能があるんですよ。

Aさん：わかりました、やってみます。

後生川：旦那さんのイビキ…。これは、大事な情報ありがとうございます。眠剤の効果が途切れてしまう原因として「音」と「室温」です。ご主人のイビキが騒音レベルではないにしても、そうかぁ。それもつらかったですね。Aさんだけが使える部屋は、他にありますか。

Aさん：あります。日当たりは、そっちがいいかも。

後生川：睡眠薬なしで眠れるようになったら、また一緒のお部屋で寝ても構いませんから。今だけは、ご主人にもちょっとガマンして頂きましょうよ。後生川にそのようにアドバイスを受けたって、ご主人に伝えて下さって構いません。必要であれば私からご主人にお話ししますし。

Aさん：うつ病になる前はへーキだったんですが、イビキにもイライラしてしまうんです。馬鹿みたいに眠っている人間を隣で見ていると、ため息しか出ません。音に敏感になると深夜の時計のカチカチ…って音が頭に響くんです。一度気になると、もうダメで。寝る部屋のこと、主人にちょっと相談してみますね。

後生川：あと、いつもスマホを枕元に置いてらっしゃるみたい。目的は何か。
Ａさん：時計を見てます、あと目覚まし。
後生川：夜中に電話やメールは来たりするんですか。
Ａさん：いいえ、全然ありません。
後生川：もしも、目的が「時間を確認する」だけでしたら、スマホじゃなくてもいいですよね。ネット検索したいなら、夜ではなく昼間に限定しましょうか。今日から置き時計に変えてみましょう、カチカチ…って音が気になるなら、腕時計や電子時計とかでも。
Ａさん：はい、あります。
後生川：ご主人がおっしゃるように「ネット依存」とまではいかなくても、Ａさんの回復の妨げになっているのは確かだと感じました。そうですね…。まず夕飯の後から携帯を触らない。マナーモードにして、寝室とは別の部屋においてから休んでみませんか。
Ａさん：主人から「ネット依存だ、病気だ」って言われて、けっこうグサッときました。分かってはいるけど、やめられない。だから依存っていわれるんですよね。
後生川：まずはやめる努力をしてみましょう。それでも無理なら、次の方法を考えます。
Ａさん：分かりました。別の部屋に…。
後生川：特に、寝る前に見たネット情報で、頭の中をかき乱されてしまって不安になると、安心するまで安心できる記事を探し求めてしまう。睡眠の質をあげるためには、どれだけ刺激を避けた環境を作るかということが大事になってきます。安心してお布団に入れば、すこしは安心して休めるようになりますよ。

主治医から処方されている寝る前のお薬って「何のために」だと思いますか。

Aさん：えーと、寝る？　ために？……。

後生川：そう、正解。寝るためなんです。本当はもっと効くかもしれないのに、お薬の効果を下げている習慣があれば辞めていかないと。そこまで病院は面倒見ませんし。

Aさん：たしかに、スマホはだめだな。礼子さんはスマホやめられましたか。

後生川：私の時は、スマホ時代ではなかったからラッキーだったのかも。でもネット検索できるものは全てやめました。これからの時代にうつ病になる方のスマホ問題って、本当に課題なんだと思います。

Aさん：誘惑が多すぎます。逆に携帯がないと落ち着かない自分、っていうのも、どうにかしないといけませんね。はぁ…。

後生川：Aさんがお薬を減らした途端、また眠れなくなるのでは意味がありません。減らしても睡眠の質が変わらない様にするために、こういったお薬に頼らない方法も心掛けていくのが大事です。だいじょうぶ、だから、まずは夜のスマホを手放して。

Aさん：そうですよね。減らしたら、また眠れなくなるって意味がないですよね。早く気が付けてよかったです…。眠れない環境を自分で…。なんで気付けなかったんだろう。

後生川：そうなんです。「薬が効かないじゃないか！　ヤブ医者だ」って文句の一つも言いたくなりますが、患者さん側にもいろいろと原因があります。
あと、寝る前のテレビはどうしていますか。

Aさん：23時ごろ眠剤を飲んで、眠たくなるまでＴＶを付けています。

後生川：眠るときは、テレビを消しましょうか。眠るためには眠る環境です。静けさが苦手ならタイマー設定でもいいと思いますよ。見たい番組があるなら、録画して昼間に見ましょうか。むしろ日中の楽しみの１つになるかもしれません。

Aさん：眠たくなるまで見てたらダメなんですか。

後生川：ダメです。主治医は「ぜんぜんＯＫ。個人の自由」と言うかもしれませんが…。というか寝る前に見た情報が、Ａさんにとって心地よいものならいいんですけど、例えば殺人ニュースをみてしまって、怖い夢を見てしまったとか。虐待事件を見て自分が子供を叱った場面を重ねて、自分は悪い母親だ、警察に捕まるんだと妄想につながって責めたり…。そういう精神状態でむりやりパクっと眠剤を飲んでも、寝つきは良いものではありません。

Aさん：礼子さんが言う「眠りたいなら眠る環境」の意味が分かった気がします。お薬に頼り続けるのは嫌だし、できる事から変えてみます。

後生川：今度、診察日はいつでしょうか。

Aさん：来週の金曜日です。

後生川：何について、お話しされる予定ですか。

Aさん：先生に何を聞いたらいいのか、じつは分からなくて。
色々聞いて、スルーされても悲しいし、色々いって怒られたらどうしようって。

後生川：いやいや…。だいじょうぶ。Aさんが通院されているのって治療のため、治るためですよね。先生に好きになってほしくてとか、お友達になりたくって行かれているわけじゃないんですよね。

Aさん：いや、それは絶対ない。

後生川：診察時に「こんなこと聞いたら怒られるかも」とか、セカンドオピニオンの紹介状を書いてもらう時に「よその病院に行きたいならどーぞ。もううちに戻ってこないでねと言われそうで」って遠慮する方もいますが、違いますから。
うつ病から卒業されたクライアントさんの通院先はだいたい把握していますが、7割の先生は真摯にむきあってくださいました。先生をそんなに恐れなくていいですよ。
むしろ味方にしたらいい。

Aさん：クライアントさんたちの主治医って、いい先生だったんですね。

後生川：いい先生というか、患者さん（クライアント）側にも治療に向きあう覚悟をもって頂きました。先生とちゃんと話し合うってこと。3割はこっちが頑張っても、どんどん増えてしまったので躊躇なくセカンドオピニオンを受けて頂きました。カウンセラーもいろいろですが、医師もいろいろだなって思います。

Aさん：わたしも、ちゃんと先生と向き合えていないのかも…。

後生川：まぁ、セカンドオピニオンは最終手段でいいと思います。ちなみに、Aさんは、主治医の先生に自分の治療計画を聞いてみたことはありますか。自分は、なぜこのお薬が処方されていて、副作用はどんなことに気を付ければいいのか。回復する為に、自分の場合は何をどうしたらいいのか、何がどうなったらお薬が減らされるのか、とかです。ご主人は診察に同席されないんですか。

Aさん：いいえ、聞いたことはありません。主人は最初の頃はついてきてくれたけど、今は仕事が忙しいし。なんかうつ病で脳のセロトニンが減っているから、とりあえずお薬を飲んでナントカカントカ…って。

後生川：ナントカカントカ…、のままでAさんは納得していますか。よかったら今度、Aさんから主治医へ確認してみませんか。

Aさん：え。怖い…。

後生川：返事があるか、ないか。チャレンジです。先生の頭の中では、治療計画があるかもしれません。うつ病の患者さんも先生任せにせず、自分の治療のことぐらいは知っておく方がいいと思うんです。

厳しい言い方ですみません。でもね、言われなければハッキリとお尋ねしてもいいんです。「そんな計画なんてもの、俺にはない」とか言われたら、こまるけど。あやふやにされるなら、ぜひご主人も一緒に話を聞きに行かれてください。

Aさん：でも、旦那を連れていくの面倒なので…。まずは自分で聞いてみますね。

その診察の時に、気を付けることはありますか。

後生川：まず今回は、伝えたいを箇条書きでいいからメモに書いていきましょう。それを見て話してもいいし、もし文章で書けるなら、診察の時に、その紙をそのまま先生に見せてもいいと思います。大事な診察時間をあーだこーだと説明だけの時間にするよりも、言いたいことを先に読んでもらうと、診察時間のほとんどを、先生との話し合いの時間の費やすことが出来る。

ほんとうに貴重な時間ですから、患者さん側としては無駄なく使いたいですね。

Aさん：はい、メモしました、やってみます。そうですよね、なんか診察室に座ると言いたいことがすっ飛んじゃう。だから、家にかえって「これいうの忘れた、これきくの忘れた」って落ち込むし。落ち込む原因も、また自分でつくっちゃってますね。

おっしゃるとおりだと思います。

後生川：Aさん、いまの主治医としっかり話し合いをしてみて、それでも信頼関係が保てない時はセカンドオピニオンをご検討されてもいいと思う。治す気がない医者とは関わらないほうがいい。でも医者を変える前に、ちょっとだけ努力しましょうね。主治医を変えるのにも、けっこうエネルギーいるし。

Aさん：はぁ…。うつ病は大変、通うのもたいへん。地獄です。本当に、そう思う。

後生川：そう、うつ病は地獄。だからふと消えたくなる人も。Aさん、今日、最後に確認しておきたいのですが、今回のことで「死にたい」とか「消えたい」とか、そんな感情はありますか。

Aさん：礼子さんだけに言うけど、じつは、あります…。家族にも心配かけたくないから言えないし。主治医に言うと閉鎖病棟に入院させられそうだし。でも死にたいんじゃなくて、消えたいです。存在から消したい。わたし迷惑ばかりかけてしまうし、働けないし何の役にも立てない人間なんです。ただ時間が来たらご飯食べて、ぶくぶく太って、横になってるだけ。家事も育児も出来ません。自分の生きている価値、分からないんです。こんなに苦しいなら「もう、いいかな」って。ふと。

後生川：何か、その行動を、しようとしたことはありますか。

Aさん：ホームセンターでふと、そんなものに目がいったり、そういうキーワードで調べていた時期はあります。どんどん怖くなって辞めたけど。ダメって思っても引きずられるというか…。

（中略）

後生川：たくさん話してくださって、Aさん、ありがとうございます。そういう話も私は受け止められますから、遠慮なく話してくださいね。

このコースカウンセリング期間中に、もし衝動的に何か行動を起こしたくなった時はLINEください。衝動的だという事もあるし、何かそう考えてしまうスイッチがあるのか。ちょっと見させていただきたいんです。時間外でも臨時対応しますから。

Aさん：子供が一緒にいると死にたい気持ちは和らぎます。一人になると、衝動的に襲ってきて、この気持ちをどう処理していいか…。

後生川：分かりました。でも主治医やご家族にも話せないこと、勇気をもってお話し下さり、ほんとうに有難うございました。その気持ち、今はきついけど一旦受け入れましょう。私もね「死ぬのは今日じゃなくていい、あと1週間考えて、あと1か月考えて、それでも死にたいなら…。だから死ぬのは今日じゃなくていい」って嵐が去るのを待ちました。

消える事も生き方の一つだって思っていたし、そうやって沢山の方々が亡くなっていった。でも、本当は「生き方」さえわかれば、ちょっと頑張って生きられたりしませんか…。

生き方が分かるまで、しのいでました。どうしても時間しか解決できない症状がある。

だから今日明日、死ぬ必要はないんです。いいですか、私と約束してください。何があっても、まずは生きる選択をするって。

Aさん：（涙…）

後生川：泣いていいです、出てくるものは我慢せずに出した方がいい。いいですか、Aさんは１人じゃない。生きてていい。そのことだけは絶対に忘れないで欲しいんです。５分とか10分でもいいので、苦しい時はお話ししましょうね。

第３回目のカウンセリング

（当日、ご予約時間までに睡眠日誌を写真にとってＬＩＮＥで送って頂く）

後生川：Ａさん、よろしくお願いします。ＬＩＮＥ有難うございました。今日はどれくらいのお時間を予定しましょうか。

Aさん：では１時間くらいで。あの…、この間は心配かけてすみませんでした。

後生川：いやいや。勇気を出して、正直に話して下さってありがとうございました。きつかったですね、相当我慢してこられたんだなって感じました。

Aさん：ちょっと前、私が信頼している人に「死にたい」と言ったら「生きたくても生きられない人もいるんだし、そんなこと考えちゃだめだ」とか「死ぬ気になれば、何でも出来るよ」とか。「死んだら子供がかわいそうだよ」とか…、言われてしまって。それが出来ないから悩んでいるのに…。だから礼子さんに全部を受け入れてもらえて、なんかホッとした感じで、涙が止まらなくなったっていうか。

後生川：生きたくても生きられない人いるよ…か。信頼している人に言われると、何も言えませんよね。そういう問題じゃないのにね。

Aさん：仕事とはいえ、こんな話ばかり聞いていると、マイナスオーラに引き込まれて再発しないんですか。どうしたらそんなに強くなれるんですか。

後生川：いや、わたしは強くないですよ。

うつが治ったからと言って最強メンタルになったわけじゃないんです。落ち込むこともありますが、かわし方も分かったから、悩みが長引かなくなりました。本やブログに書かないだけなんなんです。

Aさん：もう治って7年以上ですよね。私は悩みを長引かせる癖があるんだと思います。

気持ちの切り替えがヘタクソなんだと思います。

後生川：気持ちの切り替えも、Aさんの体調みながら取り入れていきますからね。ところで今日は前回の睡眠の続きと、診察の状況、あと膀胱炎の3点を中心にお話したいのですが、よろしいでしょうか。

Aさん：えっと、まず膀胱炎のことはLINEにかいてくださいましたが、早くわかって良かったですね。お薬手帳は内科の先生に見せられましたか。

Aさん：あ、見せました。飲み合わせも大事でしたよね。抗生剤をのんだら、夜中のトイレに殆ど行かなくなって良かった。「疲れを溜めない様に、水分を摂るように」とかパンフレットを頂いて看護師さんからも丁寧にお話があって、安心しました。ちょっと待ち時間が長くて気分が悪くなりそうだったんですが、看護師さんが対応してくれました。

後生川：それは良かった。そのパンフレットは部屋に貼ってもいいと思う。人間って忘れっぽいから。それから、精神科のほうの診察いかがでしたか。先生にいろいろ聞けましたか。

Aさん：はい、聞きました。めっちゃくちゃドキドキしましたが。先生は最初「お薬を減らすには焦らず2年くらい。治っても再発防止で1年間服用を続けていきましょう」と言われました。もう、私びっくりしちゃって…。「いや、最低限のお薬で長期間は飲みたくない、その理由は…」って頑張って伝えましたよ。すると「あ、そうなんですね」って先生もビックリされていました。はじめてちゃんと自分の気持ちを伝えることが出来ました。

副作用のことも聞きました。聞いたらちゃんと説明してくれましたし、そのあと薬剤師さんにも同じ質問したら、丁寧に説明してもらえたんです。聞いてみて良かったーって思いました。

後生川：いやぁ、よく頑張りましたね。ちゃんと自分の気持ちを、相手に伝えることが出来た、すごいこと！不安の原因は、まず相手へ言葉で伝えてみる、確認してみることで解決できることが沢山あるんです。うつ病が酷くなった不安じゃなくて、単に「相手へ質問できない自分」に課題があったり。だから1年悩むより、1回聞いてみる事であっさりと解決できることがあるんです。

Aさん：先生が、まさかそんな治療方針をもっていたとは…。いつもより少し診察時間が長くなりましたが、話せば分かってくれる先生みたいで良かった。あと薬剤師のおばちゃんが優しいって気付きました。親身に話を聞いてくれて、なんだか嬉しかったです。涙が出ました…。

後生川：「嬉しかった」そう、プラスの感情が戻ってきていますよ。それも回復しているサイン。感情を取り戻すには、人や社会と関わってみることで感覚を取り戻せます。

Aさん：はい。メモを握りしめて「今日はこれを聞かなきゃ帰らない」ぐらいの勢いで、わたし頑張って話しかけたんです。気持ちはドキドキだけど、落ち着いて話すようにしたら、ちゃんと話せたんです。それもうれしかった。あと通り道にパン屋さんがあるんですが、頑張ってそこも立ち寄ってみたんです。すごく緊張したけど、3つ選んで、お金を払って、一人で買い物が出来ました。

後生川：うんうん。先生や薬剤師さんと話が出来た。一人で買い物ができた。Aさんすごい！あとは、先生とはどんなお話をしましたか。

Aさん：自分が飲んでいる薬に太る副作用があるのか確認しました。するとナイって言うんです。え、じゃぁ、私が太った原因って何だろうって…。先生は運動不足、炭水化物の食べ過ぎだっていうです。太る人と同じ生活習慣だって。うつの人間に結構ズバズバと。礼子さんはどう思いますか。

後生川：ズバズバと…。その時、Aさんはどう思いましたか。

Aさん：先生、ひどいって。うつだから仕方ないじゃないって。でも具体的な運動とか、食事のお話はありませんでした。「教えてください」って一歩踏み込めなかった私も悪かったですけど…。そんなとき、何かパンフレットとかあれば助かりますよね、膀胱炎の時みたいに分かりやすく説明してあるもの。

後生川：それは私の課題にさせて頂きますね。でも、話を濁す主治医じゃなくていいと私は思います。質問された、だから先生は答えた、以上…。薬の話しかしない医師よりもいいと思いますよ。「じゃ先生、具体的には？」と質問もできたはずですから、今度は先生と向き合ってみましょうか。でもまず課題がクリアできましたね、すごいことです。あ、忘れないうちに大事なこと、お伝えしておきますね。Aさんは「自立支援医療（精神通院医療）」って知っていますか。

Aさん：いや、知りません。

後生川：いまは3割負担で通院したり、お薬をもらったりされているはずです。それが1割負担に軽減されるというもの。私も利用していました。手続きは主治医か、受付の方に聞いてみてください。たいてい待合ロビーにも案内が貼ってあるはず。とっても助かる制度ですから、一度自分でも調べてみてくださいね。

Aさん：えー。そういう制度があるんですね、はじめて聞きました。今度、自分でも調べてみます。

後生川：ちょっと話がそれましたが…。この間のカウンセリング計画書にも書きましたが、今はつらい症状もあって、体を動かせませんよね。食べる量は変わらないのにです。あとは、食べても出せない慢性便秘も原因かなと思うんです。先生からのコメントは基本的には間違ってはいないと感じました。

Aさん：礼子さんの本を読みながら、思ったんですが私と同じですよね。うつになる人の生活習慣にも共通点があるんだなと思いました。でも、20ｋｇはさすがに…。

礼子さんは、よくそこまで体重戻せましたね。どうしたんですか。

後生川：うつを治すのと肥満改善の方法は同じだっただけで。これは皆さんビックリされるけど、間違ってはないと思う。眠らないと肥満細胞を分泌させるから、やせるにも睡眠改善が基本。うつ病と肥満、うつ病と睡眠、うつ病と食…、これは全部つながってるんです。

Aさん：うつ病を治すのと痩せるのが同じ方法だって、みんな知らないと思います。

後生川：同じというのは言い過ぎましたが、基本は同じですね。太ると身体が炎症を起こすんです。セロトニンがどうだ…より、今は「脳の慢性炎症説」が言われてて、肥満も炎症起こす。回復していかれたクライアントさん達を見てて、本当にそうだなと確信があります。まぁ、ちょっと難しいお話はしませんが、Aさんのムダなお肉もきっと減りますよ。そしてうつ症状も改善していきますから。

Aさん：夫が買ってきたうつの本には、セロトニンが減ったら、そのセロトニンを増やすお薬を飲めばいいみたいなことが書いてありました。礼子さんはきっと違う視点で考えてるんだろうなと思っていました。

後生川：でも恥ずかしながら、自分がうつになるまで気が付きませんでしたよ。あと、人間の3大欲求って睡眠欲、食欲、性欲なんですが、まぁ性欲は後々戻るとして、睡眠と食欲という人間の生理的欲求を戻さないことには、その他の意欲や欲求は正常に戻ってこれないんです。
Aさん：将来に夢を持つとか、やる気を出すにも睡眠と食事なんですね…。
後生川：まず睡眠が改善すれば、朝ちゃんと起きれるようになって、昼間動けるようになっていくし、動けば食欲が戻るんじゃないか、と判断して、私は睡眠から改善させたわけです。食べても動ければ便秘も改善して、代謝もあがって痩せていきました。食べた分を排便で出せないのも太る原因。先生はお薬の副作用だけじゃないと言ったのは、そう言う意味もあったんじゃないかなと思うんです。
Aさん：うーん…。薬を飲まなくなっても、この贅肉は消えませんもんね。付いたものは付いたものとして残っていく。はー、嫌です。
後生川：私は15ｋｇだったか忘れたけど戻せたのは、汗をかきやすくする為にツボ押しとリンパマッサージも自分でしました。もう、とにかく血行不良、慢性冷え性がひどくって…。若いころはダイエット製品に相当なお金をつぎ込みましたが、お金が続かないからリバウンド。これじゃあ、ダメだなって思ったんです。健康的にやせるには小学生のころ習ったような「規則正しい生活習慣」だったんです。
Aさん：でも…。そんな簡単にいきますか、え、いつするんですか。
後生川：難しく考えなくて、大丈夫ですよ。難しく考えると本当に疲れます。いかに緩く習慣化できるか。歯磨きみたいに習慣化するには最初は意識的に取り組むこと。今回、主治医から言われて腹も立ったと思うんです。「こんちくしょー」の感情から、うつも贅肉も消した方々もいますから、その感情を持つ自分をキライにならなくていいですよ。

Aさん：うつを治すのにマイナスの感情をあまり持たないほうがいいと思っていました。違うんですか。

後生川：たしかにそうですが、うつの世界は癒しとか寄り添いとか、そんなぬるい世界じゃないですよね。人間ですから怒りもある。その怒りを何に向けるかです。起爆剤にすればいい。

私も「薬を飲み続ければ生きていけますから。やめようと思わないで」と言われた時「は、ふざけんな。私の人生台なしにする気かっ」って思った。めちゃくちゃな事をいって私を怒り狂わせてくれた、あの先生には感謝ですけど。

Aさんの主治医は的確だし、余計なことは言わない。質問すれば答えてくれる。いいと思いますよ。

Aさん：ほかの先生がどんな感じか、全然分からないので…。そっか、私の主治医はいい先生なのか。それ聞いて安心しました。

後生川：先生は運動不足と言ったけれど、うつの時に「運動」って相当しんどいですもんね。倦怠感も半端ないですから。

よい睡眠のためには精神疲労よりも肉体疲労がポイントですけど、お風呂に入るのも着替えるのも一苦労と感じるなら、それも立派な運動ですよ。通院するのも、スタッフと話すのも運動です。疲れたら人間は眠たくなるんです。

ちなみにAさんは学生時代、何か運動されてたんですか。

Aさん：あ、実は中学と高校まで陸上部でした。

後生川：部活をしていた時って、睡眠はどうでしたか。その頃は悩んだらどんなふうに対処していたんですか。

Aさん：いや、それはもう爆睡です。ご飯食べながら眠ってしまいそうなくらいに。汗かいて発散してたから…。そうだ、全然太りませんでした。先生から怒られても泣いて寝て忘れてたし、気持ちの切り替えが出来てたのは、運動してたからかな…。友達としゃべって笑って、どーでもいい話で、盛りあがったり。

後生川：えー、陸上部ですか。すごい。長く続けられたということは、やっぱりAさんに合っていたのでしょうね。そうなんです、人間は疲れたら眠る。経験としてしっかり理解されているじゃないですか。

Aさん：でも今は、ぜんぜん走れません。学生の頃って、タイム伸ばすとか試験で何点とるとか、いつも目の前に目標がありました。そうだ、私、大人になってそういう目標がなくなったんだ…。

後生川：大人になるとゴールのない世界ですよね。家事も育児も終わりがない。どこまで頑張ったらいいいか…って悩みます。学生時代のように自分のことだけ考えればいいという訳にもいかないし。

Aさん：そう、自分のことが一番後回し。楽しいなぁって感じる事がなくなってました。

後生川：気が付きましたか、いま元気になる為のキーワードが出てきましたね。

Aさん：え、なに?…。

後生川：「汗をかく」「運動」「爆睡」「友達」「笑う」「泣く」「たわいもない話」「目標をもつ」「太らない」「気持ちの切り替え」

Aさん：そうだ、うつになる時、ぜんぶなかった。ぜんぜん笑ってなかったし、泣けなかった。太って汗かくこともなかった。結婚してから友達とも…、目標もないし、気持ちの切り替えもしていない、そっか…。

後生川：いいところに気が付きましたね、Aさんさすが。そうなんです、元気になる習慣をやめたら元気じゃなくなる。だからそこを意識した生活に、また戻してみましょう。Aさんには、もう答えが分かっていますよ。

Aさん：え、分かってるんですか、わたし。

後生川：だって、いま自分の言葉でおっしゃいましたよ。

Aさん：あっ（笑顔）…

後生川：回復してきたら、ですけど新しいシューズを買って、市内のウォーキングやマラソン大会にエントリーしてみるのも目標の一つに出来るかなと思いました。

Aさん：ムリムリムリ。

後生川：あ、今はもちろん無理です。でもそういう未来もいいのではないかなと。すみません、ふとAさんの未来が浮かんだもので…。

Aさん：でも、いま、すこしだけヒントが分かった気がしました。エントリーには程遠いけど、はしっている自分を少しだけイメージ出来ました。でもでも。期待しすぎて、できなかったら落ち込むし、落ち込まないためにも、あんまり期待しないほうがいいのかとか。希望を持つもの怖いと感じてしまう。でも、それじゃ何も変われないよなって思うし…。すみません。わたし何を言っているのか分かりませんよね。

後生川：一瞬でも光が見えたことは、すでに回復に兆しですよ。だいじょうぶ。それから、今日の睡眠日誌を見せて頂くと、えーと、昼間に斜線が入っている（横になっている）ことが多いですよね。いまは2階に行く事もきついと思うんです。まずは自宅で出来る事からでいいですが、何かできそうなことはありますか。お洗濯干しは日光を浴びられますし、冷たい水でお米をとぐのも良い刺激ですね。

Aさん：まずはお日様を浴びながら、庭で洗濯物を干す。お米を研ぐ。すこしなら出来るかもしれません。そんな事でいいんですね。

後生川：できない事が一つ一つできる様になって、うつ克服というのはその延長線上にある。これは私も通った道で、克服する人みんなが通る道です。Aさんは今回の件で自信を失ってると思います。失った自信を取り戻すには、動いてみて「あ、出来た出来た」って自信を取り戻すことしか方法はない、やっぱりそこは薬じゃないです。

Aさん：お薬じゃ取り戻せないです。薬って、私に何をしてくれるものなんですか…。そう、自信、ぜんぶ失いました、全部です。洗濯って中学生でも出来るのに、なんで大人の私は出来ないのって思うと悲しい。まだうつ病を受け入れられていないのかな。フー…。

後生川：受け入れてから回復を目指すんじゃなくて、目指しながら受け入れていく。治ってから動くんじゃなくて、治しながら動く。動きながら治す。ぜんぶ「ながら、ながら…」ですよね。

Aさん：これさえすれば○日後にこうなる、ってはっきり分かれば頑張れるけど、分からないからきついですね。ながら…ながら…か。お布団を敷きっぱなしにしないで、起きたら片づける様にしたいです。布団を干したりするのも、腕とか太ももの運動になりますか。

後生川：お、またいいところに気が付きましたね。めちゃくちゃ運動になりますよ。ふかふかのお布団に寝れたら、「気持ちいい」という感覚を感じやすくなります。お日さまの匂いも嗅いでみましょう。五感のリハビリでは心地よさを意識して。

Aさん：落ち着いてると出来ると思いますが。なんというか、突然くる意味のない嵐みたいな不安感にも効果ありますか。

後生川：不安感って、心がけでコントロールできるものもあれば、出来ないものもありますもんね。いま、お話しを伺うと、コントロール出来る不安でも、第一選択肢で昼間の「屯服」に頼っておられますが、これからは最終手段にしましょうか。定期の抗うつ薬と違って、屯服ってやつは飲んでも飲まなくてもいいよ、というものですから。ただし、嵐のような死を思う不安感の時、衝動的に行動を起こしそうな時には、まず屯服をのんで一回冷静になる事も大事。お薬を飲むほどか、飲まなくて済むほどかは…。ここは見極めが難しいです。でもすぎれば、本当に依存してしまう。

Aさん：礼子さんは、そういう時、どうしていたんですか。

後生川：家族は「気分転換に外に」と言いましたが「殺す気かー」と思ってました。ぜんぜん動けなかったんです。でも体が疲れないと人間は眠れないという事は知っていたので、一人のペースでちょっと草取りしたり掃除をしてみたり、お茶碗を洗ってみることから。そのうち和室の雑巾がけまでできる様になりました。それもヘトヘトですけど…。今日は○○が出来た、って「出来たことだけ日記」に書いて休むようにしたら、安心感と肉体疲労で寝つきが良くなっていったんです。

Aさん：意外と、症状が軽かった、とかですか。

後生川：出来ないのか、しないのか、これって全く意味が違います。私は「出来ないけどした」という状況です。あの頃は潜在意識の本もよく読んでいました。「できない、うまくいくはずない」と思えば自己暗示になって、ほんとうに出来ません。だから「大丈夫、私はできる」って自分で自分を安心させてあげるんです。薬も同じでネットで調べすぎると「こんなの効くわけない」って自己暗示になって、当然ながら効くものも効きません。
「そう思えないのが、うつ病なんだ。それが出来れば誰も苦労しないんだ」って言い張る方いるけど、24時間ずーっと、うつ症状が重いわけでもありませんよね。

Aさん：今までは、治る人は軽い人で、治らない人は重い人って勘違いしてました。それか治る人の家族は優しい人で、主治医はスーパードクターで、きっと優秀な先生なんだろうな。治る人は環境に恵まれた人達なんだって。

後生川：日々の取り組みは別として、基本的に治る人は「自分は治りたい」と思っている人で、治らない人は「自分は治るはずない」と思い込んでいる人です。祈りは通じるもので神様は、みんなの願いはちゃんと叶えてくれます。あ、これは宗教的な話じゃありません。でも祈りが通じるのは本当ですよ。

病気になる時もきっと「こうなったらどうしよう」って最悪な事を頭に思い浮かべていたはず。だから状況は悪い方に引き寄せられる。やっぱり、強く願ったことがただ現実になっていったと思うんです。私もそうですけど。

Aさん：そう、不安って現実になるから嫌ですよね。

後生川：あ、でもね、いいことも現実になりますから安心してください。

回復スピードは人それぞれですけど、この「それでもやっぱり治りたい」その気持ちが大事で、カウンセリングでもそこを一番だいじにしています。

その気持ちを一瞬でもいいからどれだけ感じる事が出来るのかって。嵐で消え去ったりもするけど、また沸き起こす。いまの現実がどうあれ、治りたいなら素直に「治りたい」と言葉に出していいし、願っていいんです。願うのはタダです。

Aさん：願ってみて言ってみて、上手くいかないなら落ち込みそう。必要以上に落ち込みたくないから、予防線をはって頑張るのが怖かったりします。

後生川：そうですよね。私も○月○日にこうなります、○月○日にお薬から卒業出来ます！とか言えませんし、言えば詐欺だし。自分を信じる事、あきらめない事。

うつに限らず、けっきょく疑いからは何も生まれないんです…。

Aさん：その言葉が欲しいのに、言われないから不安で。未来のことを不安になっても意味ないぞって主人も言います。もう、頭では分かってるんですけど。

後生川：未来って「いま」の積み重ねです。でも未来への不安ばかりで「いま」を見られない。それでも「いま」を3分でいいから私と一緒に見ませんか。

Aさん：いまを？……。

後生川：いま自分にある資源、つまり主治医とか家族とか友達の存在とか。この体とか。使えるものが、いま見えませんか。

Aさん：えー…と。わたしに何があるんだろう。なにも、ないと思う…。ぜんぜんない。

後生川：今日、私と話しているその口がある。いま、私の顔は見えますか。

Aさん：はい。見えてます。

後生川：聞こえる耳ありますか。

Aさん：聞こえます。

後生川：他には。

Aさん：あとは…メモしている手がある。あと…漢字が書ける。そう、さっきちゃんと歩いてトイレにも行けました。

後生川：そう。他には…。

Aさん：しんどいけど友達にＬＩＮＥも出来たし。夕べは母へ電話も出来ました。今日は礼子さんに（画面で）会うからって、眉毛をかけた。話せばわかる主治医もいるし、友達が二人もいる。協力してくれる旦那と可愛い子供も、あとは…。

後生川：そう、その視点です。

何もないない、何もできてないってAさんは言ったけれど、「いま」に視点をむけてみたら意外とあったんじゃないですか。

Aさん：あったんですね、ちゃんと私にも。

後生川：今に目を向けてみると、未来の不安にとらわれる時間が減ります。未来って分からないことだらけ、だから不安になりやすい。私もですよ。だからね、「いま、ここ」に意識を持っていけるように心がけてみましょうか。いまの数分間って、苦しさを感じていましたか。

Aさん：いや、感じませんでした。ちょっと意識が「いま」にズレたっていうか。

後生川：その資源をどう活用していくか…。うつ病でも言葉を伝えることが出来るなら、それを生かしてどうするのかって。ちょっと何か出来ること、浮かびませんか。

Aさん：話せるなら、自分の思っていることを相手に伝えられます。

そうか。伝えられるのに伝えようとしなかったから、伝わってなかった。耳があるから、自分の話ばかりじゃなくて、相手の話も聞くようにしないと…とかですね。

後生川：言い方は悪いけど、使えるものは使わないともったいない。私の存在だってもっと使ってください。調べても分からないことは私もしらべますし、情報提供もします。できない部分は家族や友達にサポートしてもらっていいし、子供のことは先生を巻込んでいいし、実家があるなら頼ってもいい。他の人にはないけど、Aさんにある資源。いま教えて下さった資源をうまく活用しながら進んでいいんですよ。

Aさん：私にある資源ですか…。そういうのに昔から甘えるのも苦手。頼りすぎて、ウザイ思われて離れて行かれたらイヤです。でもサポート、わたしも受けていいんですね。

後生川：たしかに、うつ病に理解がなくて離れていく人いるかもしれないけど、それは仕方ない。追いかけても苦しい。でもAさん、1人じゃないし抱え込まなくていい。

【効果的なイメージ方法についてお話しする】

後生川：うつ病と診断されても、24時間ずーっとうつ状態ではありません。朝は死ぬほどつらくても、午後から少しだけ気持ちが落ちついてきたり、お風呂から上がったら少しリラックスできたり。その時間をまず活用していきましょうか。1日30分でも健康的なイメージするだけでもいい。それが40分になり、1時間になり、2時間になり…。ゆっくり時間が増えていけばいいと思います。

Aさん：やったら、すぐに結果が欲しい。それがいけない癖なんですよね。

後生川：「あ、また焦ってるな」ってまず気付けばいいんです。気づけることもすごいんですよ。だって、そもそも自分で気づけない人が多いです。気が付けないから、負のスパイラルにはまり込む。はまり込む前に気が付けたらいいけど、気が付けない人はどこまで行っても気が付けない…。

変わるためには、まず自分の無意識の習慣に気が付くことです。すぐ横になってしまう自分に気が付いたら、昨日よりも5分でもいいから起きる時間を増やしてみるとか。そんな感じで。まず、この睡眠日誌の斜線部分を減らしていきましょうか。

Aさん：はい、わかりました。あ、あと前回のアドバイスのおかげで、夜中の屯服を飲まない日が出てきました。2日に1回は飲んじゃうけど、2時3時じゃなくて1時とか。すこしだけ希望を感じるようになって、寝つきも良くなった気がします。スマホもテレビもやめて、イビキのうるさい主人とも別々にしたし、環境って大事なんだってつくづく思いました。

後生川：Aさん、ちゃんと行動できてる。素晴らしいです。一歩を進むかどうかを1か月くらい悩み続ける方もいますから…。

人間って「腑に落ちる」とあとが早くなります。「あぁ、こういうことかー」って自分が納得できると、自分を信じられるようになっていきます。

行動してみた、睡眠がすこし改善してきた、嬉しいと感じる。自信が付く。だから次の一歩を…。そう、ひたすらこの繰り返し。

ではそろそろお時間なので、お話の整理をしておきましょう。メモは出来ますか。

【本日のまとめを行う】

後生川：えっと、最後に何か聞き忘れていることはありませんか。
Aさん：あ、最後に一つだけ。
後生川：ではカウンセリング時間を10分間延長しましょう。
Aさん：最近、メンタル不調の友人から連絡がよく来てて、話を聞いてほしいみたいで。
後生川：Aさん自身は、どうしたいんですか。
Aさん：いい子なんですが話すと疲れるんです。自分に余裕があればいいけどちょっと無理。
後生川：無理と思うならやめておきましょう。もう、答えは出てるじゃないですか。Aさんは優しいから、お話を聞いてあげたいと思って悩んでおられたんですね。優しさはAさんの長所です。
ただ「ここで関わってあげないと可哀そう、薄情な奴って思われたらいやだな」と思っても、心がNOだって思うなら、自分の気持ちを大切にした方がいいです。
いま、せっかく体調を戻すために取り組んでおられます。その方の為に、また疲れてしまうって…、なんかもったいないと思いますよ。
Aさん：そうです、ＬＩＮＥが来るたびに、はぁ…って思います。どうしようって携帯持って悩みます。じゃあ、その子には何て断ればいいと思いますか。

後生川：「いま、体調が悪いから話せない。元気になったら私から連絡するから、しばらくごめんね」それだけを返信しましょうか。理由を最初からいちいち説明するのって、また疲れませんか。それに対して質問されると、また返事しなきゃいけなくなる。このエンドレスのやり取りも負担だと思う。だから、短文でいいと思います。

Aさん：礼子さんは、友達がいなくなるのこと、怖くないんですか。

後生川：それくらいで壊れるなら本当の友達じゃないですよ。それに、元気になれば、そのお友達のお話も余裕を持って聞いてあげられますから。関わるのはそのタイミングでいいのではないでしょうか…。

だって、AさんはNOなんですよね。これは治った後の再発防止も同じで、心が拒否していることに無理して関わらないほうがいい。いまは回復に繋がらないことやエネルギーが奪われることを避けて、回復につながる事を選択していくこと。

Aさん：そう、友達がかわいそうって思っちゃうんです。嫌われたくないし。

後生川：自己犠牲の同情って、お互いが不幸だと思うんです。私も療養中に知り合ったうつ友がいたんですが、依存されてしまって色々あって、最終的にはブロックしました。いま彼女がどうなっているかは分かりません。冷酷かもしれないけど、でも自分の身を守るために、そうしました。元気になったAさんが出会える友達もいますよ。

Aさん：もう40代なのに、また出会えますか、友達って。
後生川：出会えますよ。私とAさんだって、ちょっと前まで赤の他人。友達ではなく私は伴走者ですけど、こうして誰にも話せない事をお互いに話していますよね。
Aさん：たしかに…。別れ、出会い。
後生川：お友達とのことは、Aさん自身が決めていいんですよ。私からアドバイスは出来ますが最終的な判断はAさん。ただ、うつ病同士でお互いに入り込み過ぎて、失敗してしまう方も見てきたので、ちょっと心配しています。
Aさんが体調崩してしまっても、その方って責任取りませんよね。
Aさん：責任、ぜったい取りませんよね。そっか…。考えてみます。
後生川：それよりもご両親や子供さん、ご主人とか。Aさんを大切に思っている方々に気持ち向けたほうがいい。Aさんにとってまず大切な人。お友達よりも、もっとそばにいるんじゃないですか。
Aさん：私を心配してくれてる子供や主人のこと、忘れていました。そうですよね、その友達よりも大事な人。いました…。

【同じ病を抱えた方々との関わり方についてお話しする】

後生川：では、Aさん、また次回よろしくお願いします。

第4回目のカウンセリング

後生川：Aさん。前回から2週間空きましたが長かったですか、短かったでしょうか。

Aさん：短く感じました。途中に連休がありましたよね。連休の時は病院も閉まるし不安だったんですか、LINEがいつでも出来ると思ったら、不安感は起こりませんでした、よかった。

後生川：良かったです。早速ですが、睡眠日誌を送って頂いて有難うございました。寝る時間と起きる時間は、最初の頃と比べると、すこし安定してきたように感じますね。環境を整えていったことが、ちゃんと表れていますよ。

ただ昨夜は、しんどかったみたいで。なぜこんな状態に。思い当たることは…。

Aさん：今までは昼間も横になってることも多かったし、知らないうちにうたた寝もあったと思うんです。昼寝しない様にしたら、夜の寝つきが良くなってきました。昼間に寝ない様にしたら、20時過ぎごろにはだるくて眠くて…。で、昨日はちょっと。

後生川：まさかまさか、20時ごろソファでうたた寝とか。

Aさん：はい、その通りです。やっちゃいました…。一回寝落ちしたあと1時間後に起きて、急いで眠剤を飲んだんですが、眠りのピークを越しちゃったせいで、なかなか寝付けなくって。

後生川：そうでしたか…。でも自分の力で眠れるようになっているということ。Aさん、それは自信持ってくださいね。

Aさん：確かに…。うれしい。このまま薬なしで寝れるんじゃないか思ってしまうけど、早まったらダメですよね。主人は「おまえ、安心した顔で気持ちよさそうに寝てたぞ」って笑うし。でも夕べは本当にスー…って、眠れました。

後生川：薬の飲み忘れがないように気をつけましょうね。自己調整しないこと。1時間は自分の力で眠れたし、昼寝もやめることが出来た。この睡眠日誌に表れていることは、回復していると判断していいんですよ。

Aさん：一番良かった時と比べると、まだまだだって思います。そこにたどり着くまでは、ぜんぶバツだって思う。あの最悪の時と比べたら…、そうです。すこしだけ進歩してます。

後生川：「ソファでこのまま寝そう」って思った時に、潔く眠剤を飲んでお布団にはいってたら、グーっと深ーく眠れていた可能性はありますよ。人間は寝入りのときが一番深く入っていけるんですけど、その絶好のタイミングを逃すと、後がグダグダになるんです。お昼寝をしないのは素晴らしい、続けてみましょう。だってそのご褒美として夜の睡眠がいいものになるんです。眠るのに自信がついてきたら、それもまた安心材料になりますよ。

Aさん：はい、続けてみます。寝入りが一番深いって知りませんでした。そのタイミングを逃さない様にしてみますね。気のせいかもしれないけど夜にしっかり寝ると、朝からの動悸が減りました。あの動悸が減ると朝からの気分も少しいいみたいで。朝もご飯を炊くのはできる様になったんですよ。

後生川：ほらー、一歩一歩。いいですね。症状って連鎖的におきるから、中途半端に寝ないようにして、そのあとの負の連鎖が起きない様にしましょうか。今日からの課題は、眠くなったら21時以降に、いさぎよくお薬飲んで寝る。いいですか。19時とか20時はダメですよ。あくまでも同じ時間帯に「寝て起きて、寝て起きて…」体に覚えさせること。うたた寝ごときでグダグダになるって、もったいないですからね。

Aさん：膀胱炎もちゃんと抗生剤飲んだら治ったみたいです。おしっこごときに、スマホごときに、主人のイビキごときに…。いや、あのままだと「眠れません」って言い続けて薬だけ増えてたかもしれません。

後生川：そうですよね。あと、確認し忘れていたんですが、Aさんはどんな枕を使っていますか。どっちを向いて横になるのが楽ですか。

Aさん：え、枕ですか。えーと、こんなのです（画面にうつす）。向きは上向きです。これも何かうつと関係があるんですか。

後生川：はい、寝ている時の体への負担を軽くするためです。眠る時の頭の高さとか、胸が締め付けられない体勢とか。締め付けない服や冷えない服を着るのも大事で…。クライアントさんの中には足の間にクッションを挟んだほうが安心するとか、好きなクッションを抱き枕にして寝たら安心出来たとか、低い枕の方がいいとか。太ってしまった方は上向きだと呼吸が詰まる感じがするから背中にクッション使って横向きに寝てもらったら、寝心地が良くなったとか…。眠り方っていろいろで。

Aさん：私は今のところ、大丈夫そうですが、腰が悪いから疲れたら痛みが出ます。ゴリゴリってする。腰が楽になるようにクッションも考えてみます。

後生川：たかがクッションだけど、いいと思う。当時は太って足が浮腫んでいたから、足の方に布団1枚敷いてその上に足をのせて眠っていたんですが、朝のむくみが減ってきました。
あとは、ご先祖の写真を置いたり、ばぁちゃんの服を着て寝てました。大きな何かに守られてる感があって「じいちゃん、ばぁちゃんよろしくお願いします」と手を合わせて眠ったら、安心感でスーッと…。
今も左向きが落ち着きますけど、眠るときの心地よさも、布団一つ、クッション一つ、御守り一つで変わってきますよ。

Aさん：へー、皆さん工夫してるんですね。「薬に頼らせない」って礼子さんが言う意味がわかります。

後生川：あと、うつのお友達の件はどうなりましたか。まだ連絡入りますか。

Aさん：色々考えて、やっぱり「いまはごめん」って伝えました。いまの自分には、他人の相談に乗ってあげられるほど余裕はないって気が付いたんです。昔から嫌われたくないとか、へんに周りに気を遣うところがあって、また同じドツボにハマるところでした。

後生川：その気づきは、Aさんの再発防止になりますから。記録に残しておいてくださいね。では早速ですが、今日はどんなテーマでお話ししましょう。Aさんが今一番困っている事からでも。

Aさん：礼子さんから見て、どう思いますか。

後生川：便秘があるとおっしゃっていたので、その事と時間があれば食事のことも少し。構いませんか。

Aさん：はい、いま下剤も処方してもらって1週間に1～2回飲んでいます。生理と重なると余計に便秘だし、寝る前に飲んでお腹が痛くなることがあります。痛くて起きちゃいます。スッキリ出ないのも不安の原因で、一応浣腸液も持ってます。体の悪いものがどんどん、体にたまっていく感じがして…。お腹が痛くなると横になる時間も増えていて。すっきり便をしたのはもう何年前だろうって感じです。

でも、お薬の副作用で便秘になりやすいとネットに書いてありました。

後生川： Aさん、ちょっと下腹部をさわってみてください。

Aさん： 子宮のあたりだけが、ヒンヤリします。

後生川： たしか、寝るときも靴下を履くんでしたよね。根っからの冷え症だって。

Aさん： うつになる前は風邪を引きやすくて、アレルギーも出てました。片頭痛とか、天気が悪くなるとめまいとか。

後生川： そうでしたね。天気が悪い日に頭が痛くなるのは気圧のせいと言う専門家もいますが、それ以前に冷え性が原因だと私は考えています。
Aさんの、いつも体温はどれくらいですか。

Aさん： 昔から35度台です。足先だけめちゃくちゃ冷えてるし、色白なのか顔色が悪いのか、よく分かりません。

後生川： 体温が低いだけでも、体は固くなって前のめりで、ぐーっとこんな感じで（姿勢を見せる）姿勢が悪くなります。あと、よくテレビCMでも流れていますが腸活って大切で、腸内環境が悪くなると免疫力が下がります。低体温も免疫力を下げます。免疫が下がると、うつ症状と一緒に色々な訳の分からない症状が長引いてしまうんです。グダグダと…。

Aさん： そう訳の分からない症状です。原因がない、だから「ストレスからくるものでしょう」

とかしか言われないし。先生も分からないみたいです。

後生川：からだ全体、特に腸を温める様にしましょうか。外からと食事を通して内側からと。自律神経の症状も基本的に、血の巡りが悪いと出ちゃいます。あとは、産後の体質の変化や年齢的にも…。

Aさん：そう、やっぱり産後から体質は変わった気がします。若い頃みたいにすぐに戻れません。まず何からすればいいでしょうか。

後生川：内側から温めるためには、まず食事となりますが、最近口に入れているものを教えて頂けますか。

Aさん：飲み物は…、甘い物をやめて、冷蔵庫の麦茶が多いです。ご飯も炊けます。あとは卵焼きとか目玉焼とか。味噌汁くらいは作れるようになりました。最初は旦那さん任せだったんですが、横になる時間を減らしたし、がんばって台所に立つようにしたんです。すると、子供が「お母さんのみそ汁美味しい」って。涙が出ます…。ありがとうって言ってくれる。なにも出来ないと思っていたのに。なんか、もう…。

後生川：子供さんからの言葉、うれしいですね。母親として凄いことしなくても、おかあさんの味噌汁だけでもうれしいもの。一緒に食べて、おいしいねって言えるだけでも子供さんにとっては幸せだと思いますよ。

Aさん：昔は食事ってご飯と汁物とおかずと…ってバランスのいい食事を頑張って作っていま

した。それが母親として、妻としての仕事なんだって。

後生川：Aさんのお母さんも、そんな方だったんですか。

Aさん：そうなんです、うちの母は何でも完璧でした。料理も上手だったし、裁縫もしてました。いつもキレイにしてたし。自分も母親になったら、お母さんみたいに料理をちゃんと作りたいなって。いや、そうならなきゃって思ってたのかも…。

後生川：今、料理も出来ない自分をみて情けないと思うって…おっしゃってましたもんね。いまもそう感じますか。

Aさん：はい、でも、はじめに礼子さんにお話しした時とは違って、焦りが軽くなったというか。味噌汁だけでもいいいんだよね、手作りクッキーを作らなくても買ってきたお菓子を一緒に食べるだけでもいいいんだよねって思えます。

後生川：そうですよ。Aさんは子供のころ、お母さんには何を求めていましたか。

Aさん：何を…。え、なんだろう。

「行ってらっしゃい」「おかえりなさい」って言ってくれたり、一緒にお風呂入ったり、一緒にテレビ見て笑ったり。お母さんがいてくれるだけで安心してたと思う。

後生川：Aさん、またいいところに気が付けていますよ。子供にとってお母さんの存在って、それで十分なんです。お料理も裁縫も完璧にして、お化粧していつもキレイでいてくれることを望んでいませんでしたよね。母親の価値はそんなことで決まりません。ただ、存在だけでもいい、一緒にいてくれたらいいんです。

Aさん：（涙…）母親の価値…。

後生川：それでいいんです。…ね。

Aさん：そうですよね。

後生川：話を少し進めますね。

今までは、ただ生き延びるためだけに食べてたと言われていましたが、最近は、あの砂のような味覚はどうでしょうか。

Aさん：言われた通りにしっかり噛んで、味わうように心がけていったら、すこしずつ「おいしい」という感情を思い出せた気がします。掃除の後に麦茶を飲んだんですが、「あぁつめたいな、美味しいな」って。そうそう、この間、実家の母が煮物を持ってきてくれたんですが、なんか懐かしくて安心する味で…。あ、また涙、出て…。

後生川：お母さまとの関係も、また今度お話し聞かせてくださいね。やっぱり食って命と元気の源。野菜は食べれていますか。

Aさん：礼子さんから根菜類がいいよ、と言われたので、ゴロゴロした野菜、ゴボウとかニンジンとか食べる様になりました。味は本当にテキトーですけど。ちゃんと噛むのもリハビリだって思いながら食べています。けっこう根菜類って噛むの疲れる。

後生川：便秘にもいいですから。

あとは、よく噛んで食べると少量の食事でも満腹サインが脳に伝わりやすくなって、食欲が抑えられるんです。内臓脂肪の分解を促したり、脳が元気になったり、唾液の分泌が増えるとAさんの消化を助けるとか、じつは色々な効果があるんです。小学校の時には教えてもらえましたが、大人になると忙しいから、つい早食いになって太ってしまう。基本的なお話ですが食事は、よく噛んで、ゆっくり味わって…、ね、食べましょう。

Aさん：うつになって味覚が消えて、いま少しずつ食べられるようになると「あ、ニンジンって甘いんだ」「きゅうりって、こんなシャキシャキするんだ」って知りました。うつになる前も、味わうって感覚を忘れていました。

後生川：昔の人の食生活をマネしたらいいですよね。すぐには効果が出ないけど、腸の中をきれいにしてくれますから。

Aさん：朝から、すーって自然に便が出たら、気持ちがいいだろうなぁ。

後生川：お薬手帳を見ると、いまAさんが飲んでいるのは「下剤」ですね。下剤って、強制的に便を出すものだし痛みが伴います。「緩下剤」は便の材料となるものがあって初めて効果をだすもの。私は緩下剤の方がお腹も痛くなりにくくていいのではと思ったのですが…。今度、この下剤のことも主治医に聞いてみませんか。先生が「下剤」の方を出しているにも意味があるかもしれません。

Ａさん：痛みって、けっこうメンタルが弱ります。痛みに弱いのかも、でも出産は普通分娩だったし、あんまり関係ないのか。

後生川：いや、痛いのはみんな嫌ですよ。朝から頭痛いだけでもテンションは下がります。不安は痛みを強く感じさせるんです。うつと痛みの関係もあるから、下剤で痛みが大きくなるとすれば、下剤とのかかわりも、ちょっと考えなきゃと思います。便秘も精神科からの薬の影響があるかもしれませんが、腹筋が弱くなると便を出す力が弱まってくるからと言われてます。

Ａさん：ウンチを出すのに、りきむ腹筋がないです。全然チカラ入りません。

後生川：排便コントロールも体力・筋肉が必要になるんです。セロトニンを正常に分泌させるにも、ウンチを出して腸の中をキレイにしてみましょうよ。

Ａさん：ウンチが出たーと思うだけでも、気持ちが上がりそうです。この下半身というか、お腹だけぽっこり出ているのも、便が沢山たまってるんだろうなぁ。

後生川：太ったのは主治医の先生から言われたように食べ過ぎ、運動不足もありましたよね。

Ａさん：わかってはいるんですが…なかなか。礼子さんは、もう便秘は治ったんですか。うつの時、どうしたら改善しましたか。

後生川：あの頃の私は、お菓子をやめて果物。お肉は安いささ身系が多かったです。根菜類とたんぱく質を多めでした。あとは…。生姜湯や甘酒やお茶にして、砂糖たっぷりの炭酸ジュースやコーヒーは一切やめました。図書館にいったら体を温める食べ物、冷やす食べ物とか書いてあるのを見つけたので、それで勉強していましたよ。食べものに関しては…

（中略）

Aさんは、そういう類の本はどうですか。

Aさん：興味がある本なら読めます。礼子さんの本も唯一読めたんです。図書館はそんな本もあるんですね。

後生川：近所に図書館はありますか。

Aさん：自転車で10分位の所にありますけど、歩くと30分位です。

後生川：そんな近くにあったんですね。家でスマホ検索するよりも、図書館の方が探せるかもしれませんね。みそ汁作りのヒントになる本も見つかるかも。最近、30分も歩いた事は。

Aさん：ないです。でも実はこの間、主人と一緒に買いに行きました。運動靴、これを（画面）。

後生川：わぁ、素敵。クッションもしっかりしてて疲れにくそう。最初は図書館までの半分でもいいですから、そこまで行って帰ってくる。途中体調が変わった時のために水分と飴玉はもっていきましょう。

Aさん：がんばって歩いてみます。なんか、ちょっと話それますが、最近は死にたいっていう気持ちが少しだけ遠のいてきたと思います。また来るんじゃないかって怖さもあるけど。生きる方法がちょっと分かってきたし、他のことをしていると、死にたいと考える時間がなくなったというか…。

後生川：それは、よかった。いい兆候ですよ。

Aさん：眠れるようになると、変な考えが浮かばなくなったんです。お薬も「私は健康、ありがとう」って自己暗示して飲んでいます。「いただきます」「ごちそうさま」って手を合わせてみると、食べたものが私の体を元気にしてくれるって感じたり。旦那から「お前、なにやってんの」て笑われましたけど。すこしだけ、自分が変わってきているのを感じてます。

後生川：心や体も自己治癒力が備わっていて、その力を邪魔しないように整えていったら、ちゃんと体は答えてくれているじゃないですか。努力は裏切らないです。

【死にたいと思ってしまった時の対処方法についてお話しする】

Aさん：本に生姜のこと書かれてたから、母に聞いたんですが礼子さんと同じこと言ってました。「冷えは万病の元だ」って。昔からの食材なんですね。

後生川：みそ汁に入れてもいいし、とにかく少量でもいいから体に入れてみてください。きっとね、体がポカポカしてくるのを感じますよ。血の巡りが悪いと、考える事も悲観的になる。湯船に入るとか腹巻するとか、五本指靴下でもいい。

Aさん：私も未だに体が冷えると、どーも調子が出ません。

Aさん：お風呂も入るようにします、命がけですけどね。この長ーい髪の毛を切りに行く意欲がなくて、ずっと美容室いけなかったけど来週予約してみました。乾かすのに時間かかるのも苦痛だったし、抜け毛が多いのも落ち込みます。

後生川：いいと思います。他のクライアントさんも言われてましたが、髪の毛を乾かす負担を減らすのなら、いっそのこと切るのがいい。私も当時バッサリ切りました。そうすると、髪の毛の先まで染みついた涙と病原菌と縁を切れた感じがして、気持ちも肩こりも軽くなる気がしました。

Aさん：鏡の前に立って、白髪と長い髪の自分を見て、おばあちゃんだなぁ：と思うんです。若さもないし、自分の顔を見て余計に疲れます。そこの美容師さんには自分の病気のことを話してるから多分大丈夫だとおもってて。

後生川：そういう美容室なら、安心して行けそうですね。

【保清と感情についてお話しする】

Aさん：そっか…。看護師さんって心だけじゃなくて体の勉強もされていますもんね。倦怠感の原因も筋力不足で、動くにもまずは食べる事。そうだ、頑張れないのは体のエンジンが弱くなっていたんだ。もっと先生も教えてくれたらいいのにな。

後生川：生活習慣を中心とした療養指導をしている先生の方が少ないかもしれませんね。私も主治医は優しかったですが、こういう話はありませんでしたよ…。あ、そろそろ時間になりますから、一旦今日のまとめに入ります。宜しかったでしょうか。

【本日のまとめを行う】

後生川：子供さんたちは、Aさんが大大大好きなんです。「ありがとう」っていってハグしてあげてください。何か買ってあげるとか、キレイなママでいるとかじゃなくて、言葉は要らないからギューッと抱きしめてあげる。それでいい、というかそれが一番いい。

Aさん：抱きしめる…、最近してなかった。頭をヨシヨシされるだけでも、安心しますよね。大人もですけど。礼子さんは子供さんをハグしてるんですか。

後生川：うちはもう男子高校生。完全に逃げられますね（笑）

Aさん：子育てしながら、うつを乗り越えるって、相当なことだと思うんです。今度そのお話を聞きたいです。

【5〜10回目：心身の状態を確認しながら進める】

第11回目のカウンセリング

後生川：Ａさん、お久しぶりです。
この間は、お散歩中の写真も有難うございました。子供さん達もかわいい。目元がＡさん似みたい。自然が沢山で、散歩コースも景色がいいですね。道も広いし安全に歩けそうだし。あたらしいシューズも活用できているみたいですね。

Aさん：自然が結構あるんです。最近は○○という花が沢山咲いてて、子供が小さい時は手をつないでお散歩してたなって思い出しました。ふと、元気だったあの頃に戻りたいと思ったり、現実に引き戻されたり。
というか、時々ＬＩＮＥしてしまってすみません。状況の報告だけと思って…。

後生川：いえいえ、報告ならいつでもどうぞ。しっかり読ませて頂きますから。

Aさんは、昔に戻りたいと思いますか。

Aさん：はい…、思います。普通にいきていた頃に。

後生川：そうですよね。でも戻れない。うつになる前に戻っちゃいけないという話はまだしたことありませんでしたね。

Aさん：戻ったらいけないって、どう意味ですか。

後生川：うつになる前に戻るという事は、うつ病になる種があるということ。種を見つけて取り除かないといけません。爆弾を抱えたままになる。だからうつ病になる前と同じ生活習慣、同じ苦しい生き方に戻っちゃダメなんです。生まれ変わるんです。

Aさん：うつの種、嫌だ、いらない。うつを乗り越えた人って価値観が変わるって聞くけど、これだけつらい状況を乗り越えることが出来れば、いやでも変わるんだろうな。みなさん、強いな、凄いな…。

後生川：たしかに私もうつ乗り越えたら、こまごました問題がかすり傷に思えます。知り合いから相談を受けても「普通に悩めるって幸せなことだよ」って言ったら「悩みは浅いも深いもない」って、まぁ怒られちゃいましたけど。感覚がずれてくるんです。たぶんいい意味で。悩みが悩みのレベルじゃなくなる。

Aさん：人生を二度生きてる感じですね。礼子さん以外のうつ病を乗り越えた方々って、どんな方々なんだろう。その後はどんなふうに生きてらっしゃるんだろう。情報もないし、気になります。

後生川：私のホームページの「お客様の声」には匿名でたくさん掲載させて頂いてますから、今度クリックしてみてくださいね。
契約が終了したクライアントさんには、「その後どうですか」っていうのは契約上出来ないので、ちょっとわからないんです。
えっと、話がそれましたが早速はじめましょうか。睡眠日誌みました。

（中略）

Aさん：そう、あれからアドバイスいただいた事をやっていったら、5時間〜7時間は眠れるようになりました。夜中の屯服も飲んでなくて、日誌に書いた状況が続いてます。

後生川：寝るときに抗うつ薬と眠剤を2錠飲んでいますが、もしかしたら来月くらいに、眠剤の方を減らす相談をされてもいいかもですね。その時はこの睡眠日誌を先生に見せてみてください。きっと先生も参考にしてくださると思う。
いま、昼間の活動はどんな感じですか。

【まず現状を確認、課題を明らかにして話し合う】

Aさん：今日は、子供の話をちょっと。

後生川：はい、おしえてください。

Aさん：実は来月、授業参観があって、いけるかなって心配になってきて。ママ友たちとも会うことになるし、体育館でＰＴＡ総会があって、広いし冷えた床にずっと座っておくのも自信がなくて。

後生川：子供の学校関連は面倒ですよね。そうでしたか…。子供さんは何と？

Aさん：子供は私が行くのを楽しみにしていて。どうしましょう。

後生川：あと3週間後ですよね。最終結論は当日の朝でもいいですから、行けたら行くし、行けなかったら次にまたチャレンジしましょう。私も療養中に保育参観があって、しかも役員決めの日で。しかもじゃんけんに負けて役員になってしまいました。

Aさん：えー、それは最悪。で、どうしたんですか。

後生川：ホント、もうなんて日だーって思ったんですが、それもリハビリにしようと思って腹くくって頑張って参加して自信につなげていきました。するとその年の秋の運動会にはワッペンはめて動けていたんです。それはそれで自信になって…。保育園のママさん達には自分がうつだって言えなかったから、演技でもいいから元気な人のふりして動いていたら、本当に元気な人に近づいていった感じです。

Aさん：行けば自信になると思います。でも行ってもダメだったら…って思ったら不安になる。でも行くしかないのでしょうか。

後生川：そうですね…。例えば、授業参観の時は教室の入り口に立って、気分が悪くなればいつでも出られるようにしましょうか。マスクしてたら話しかけられないかもしれないし、もし話しかけられても、こっちから話題を振らずに、とりあえず微笑んでうなずくだけにしてみるとか。

その時間帯だけをこなすことに全集中。体育館の総会はそもそも不参加でいいと思います。総会に参加しなかったら、後日子供がプリント持ってきますし。固い床に座っておくのはお尻も痛いしストレスでしょう。

Aさん：そうか。「授業参観にいくこと」を一番の目標にするんですね。ママ友と関わる事や床に座り続ける事を目標にしても、関係ないですもんね。

後生川：そう、いって子供さんに手を振って「お母さんは今日、ちゃんと来ているよ」って見せるだけでいいんです。目的は「参加」ですから。総会はキャンセルに決めましょう。当日までどうしようって悩むのも負担ですし。授業参観当日の朝に迷うようなら連絡ください。当日に一緒に考えましょうよ。

Aさん：そっか、何かあれば礼子さんに連絡していいんですもんね。

後生川：私も対応できるように、その時間帯は空けておきますから、安心して行ってください。大丈夫！

Aさん：子供には私の病気のこと、話した方がいいんでしょうか。主人は言わなくていいんじゃないのって言うんですが。上の子は中学生だし、分かっているのかなって。

後生川：それで何か言ってこられるんですか。
Aさん：いや、とくには。私が横になっていると「頭痛いの？」って心配してくれます。いろいろ学校の準備とか手伝ってあげられなくて、可哀そうだと思うし。
後生川：子育てって、誰がするものだとAさんは思いますか
Aさん：やっぱり母親でしょうか…。
後生川：ほかには。
Aさん：あと父親も。
後生川：そうですね、ではAさんが中学生の頃ってどうでしたか。
Aさん：父が厳しい人だったから話はしませんでしたし、母親にはなかなか相談出来ませんでした。好きな男子の話は友達に相談してたし、勉強のことは先生に。あと部活の先輩後輩も仲が良かったから、そっちで話したり…。
後生川：そうなんです。実は子供って、母親が手取り足取り全部を面倒みなくても、勝手に友達や学校や地域で育てられていくもの。
Aさん：母親がうつ病でも、子供はちゃんと成長出来るんでしょうか。
後生川：子供は子供なりにやっていきます。AさんはAさんなりに、母親としてできる事をすればいい。子供は子供なりに、悩んだら相談できる相手を自分で探していきます。昔のAさんが、そうだったように…。子供さんはたくさんの人の関わりの中で成長して

います。何を言いたいのかというと、そんなにAさん一人で背負わなくてもいいんじゃないかなって。

Aさん：この間も体操服を忘れてて、届けようかすごく迷ってしまいました。期限があるプリントも置いたままだし。思考回路がスッキリしなくて、私の方も忘れてしまうんです。まだ時々モヤがかかってる感じがします。

後生川：葛藤があったんですね。Aさんが中学の頃は、お母さんが学校まで忘れ物を届けてくれていたんですか。

Aさん：いや…。そうではないですね。母は仕事をしていたし。でも私は仕事していないから、それぐらいはしなくちゃいけないのかなと思ってしまって…。

後生川：そうでしたか…。Aさんが忘れ物をした時は、そのあと、どうしたんですか。

Aさん：先生に注意されるか、隣のクラスの友達に借りたりしてました。

後生川：そう、それです。子供さんが忘れ物をした。自分が困った。困ったら友達に借りるという解決方法がある。友達から借りれないなら先生に注意されて嫌な思いをする。そうなると、どうなると思いますか。

Aさん：今度から気を付けようって思います。

後生川：そう、子供さんも、そうやって乗り越え方を知って大人になっていくんですよね。

Aさん：叱られて気付けることがある、そうです。失敗してやっと気が付けること。今の私と同じですね…。同じことを繰り返さない様にするに自分で気を付ける。そっか…。自分が産んだ子供だから、子供の失敗は自分の失敗だと決めつけてました。

後生川：子供の失敗は自分の失敗…。その気持ちを持ち続けることは、Aさんにとってうつの回復につながると思いますか。

Aさん：うつの回復につながるか…、いや、ちょっときついです。

【うつ病の回復につながる考え方についてお話しする】

後生川：回復に繋がらない生活習慣を改めていくお話はしてきましたが、それと同じくらい大事なのが、回復に繋がらない考え方を改めていくこと。

Aさん：うつがきつい時は子供のことなんて考えられませんでしたけど、考え出すと心配ばっかり。きっと今までも自分で背負う考え方があったんだと思う…。

後生川：それに、子育てはご主人にもご相談されていいんじゃないですか。

Aさん：そう、主人もいます。子育ての相談なんかして、忙しい主人に迷惑かけてしまうって思い込んでます。

後生川：ご主人は、子供のことを相談されて「迷惑だ」「相談するな」とか言われたのですか。

Aさん：いいえ、言いません。子供のこと、ちゃんと考えてくれます…。

あの、礼子さん、ずっと気になってたんですが。うつ病って子供に遺伝するんですか。子供もうつ病になったらどうしようって不安で…。

後生川：私の母は「それはない」っていうけど。
私も、自分がうつの時はAさんとまったく同じ不安を抱えていました。いまAさんのお話を伺いながら、当時のことを思い出してました。そうですよね…。
うつ病は習慣化した生活や考え方が原因なので、同じ屋根の下で同じ習慣を繰り返せば、同じような経過をたどる可能性もあると思います。
例えばカロリーが高い食生活の家庭だと、親も肥満だけど子供も肥満になりやすいとか。習慣が似てくる。マイナス言葉の口癖も似てきますし。そういった意味では似てくると思います。

Aさん：礼子さん、わたし、大丈夫ですよね…。

後生川：Aさん、だいじょうぶ、だいじょうぶ。

Aさん：…。

後生川：ちょっと水分補給しましょうか。

Aさん：自分の、ことだけを、考えられたらいいのに。

後生川：消えたいって言われていた時は、たしかに自分のことだけを考えておられました。
自分以外のことにも意識が向けられるってことは、気持ちに余裕が出てきた証拠ですよ。本気できつい時は、他の人のことなんて考えられませんから。
Aさん：時々、気持ちが焦るんです。
後生川：わかります。
Aさん：どれくらい良くなっているのか、分からなくて…。また自信を失いそうになる。
後生川：最近は「出来た事ノート」は書けていますか。
Aさん：1日2~3行くらいですが。
後生川：ちょっとそれを見直してみませんか。
Aさん：このノートです、こんな感じで（ノートの中身を画面にうつす）
後生川：Aさんは、字がきれいですね。最初の頃の字と比べてみてください。
どんな違いがありますか…。
Aさん：えっと。最初の頃は鉛筆だし、なんかミミズみたいにヨロヨロしてる。
ひらがな多いし字も間違えてる。今の字は…、ちゃんと書けてるかも。
後生川：睡眠日誌も最初から見てみませんか。
Aさん：日誌…？　あー、最初はぐちゃぐちゃでしたね。
今の睡眠は…、塗ったところが整い始めてるかも。
後生川：Aさん、いいですか。それがAさんの回復の証。目に見えて確認できましたね。
Aさん：…（涙）

後生川：Ａさん、絶対、だいじょうぶだから。信じられなれない時こそ、信じること。今日は終わりにしましょうか。すこし時間が長くなりましたね。

Ａさん：はい…。

【12〜15回目：焦りの気持ち・子供や親との向き合い方について話し合う】

第16回目のカウンセリング

【まず現状を確認、課題を明らかにして話し合う】

後生川：今日は時間があれば生理のお話もしていきたいですが、いいでしょうか。まずは、いま生理周期はどんな感じですか。

Ａさん：もともと28日周期だったんですが、35日くらいになったり20日できたりバラバラでした。生理前後ってイライラするし、高ぶる感じで寝つきが悪くなったり。以前礼子さんが言ってたように「うつじゃなくて生理のせい」にして薬を増やさず、生理が終わるのを待っていたら、また安定してくるんですよね。

生理の一時的な落ち込みを、引きずったらいけない意味がわかります。

後生川：減薬も生理と重ならないタイミングがいいと思います。減らしたタイミングがたまたま生理日で、その落ち込みを「薬を減らしたからだ！」って勘違いして定量に戻してしまった方もいます。私は減薬のせいじゃなく生理のせいだと思ってアドバイスしましたが…。

Aさん：医師は減薬の日に「今日は生理ですか」なんて聞きませんから、自分で言わないといけませんね。女性のうつ症状は女性ホルモンに関係する症状も重なるから、ややこしくなりがち。私だって生理の時はお腹痛いから動きたくないし、イライラぐらいしますもん。

後生川：私の主治医は男性だし、こういう話はしにくいですね…。

Aさん：うつと生理周期が関係しているって知っておられるんでしょうか。先生は男だから、なんでイライラするとか女の気持ち知らないと思う。

後生川：知っているとは思いますが、生理の話題は女性患者さん側から言ってもらわないと、言い出しにくいテーマかもしれません。看護師も聞きませんし、なかなかね。かなり重要テーマだと私は思うんですが。

Aさん：ほかのクライアントさんは、生理とどんなふうに関わってるんですか。

後生川：えっと、いろいろありますね…。

ただの生理痛程度だったらその期間はいつもの生活ペースをゆっくりとして頂く、あと用事を入れないとか…。ホルモンに伴う感情の乱れにまで、いちいち精神科のお薬を使っていたら、一生手放せなくなりますから。女であることへの割り切りも必要かもしれませんね。

うつ病のご相談でも更年期の症状じゃないかなと思ったら、精神科ではなく婦人科受診を一応お勧めしています。私のカウンセリングや精神科治療ではなく、漢方やホルモン治療でうつ症状が改善する方もいるんです。

精神科は精神科の病名が付けられますけど、心理テスト程度で採血もほぼありませんし、本当は貧血や更年期や甲状腺や…内科疾患の可能性だってある。

そもそも「動悸がします」っていっても「精神的な事でしょう」って言われて、ちゃんと検査してもらったら心臓の病気が見つかって、搬送に至ったクライアントさんもいるんですよ。カウンセリングの範疇ではないけど、看護師の視点も大事にしています。高齢のうつのクライアントさんは特に慎重にみてますし、うつの治療の前に必要な治療があれば、どんなにきつくてもそちらを優先してもらっています。ほんとうに命にかかわるから。

Aさん：そっか。だから私に膀胱炎の話もされたんですね。

（中略）

後生川：そう、Aさんがよりよい50代を迎えるために、一度自分を見直す時間が必要だったということ。私もうつになって、無視してた体の症状とか、自分の体を痛めつける生活習慣、自分の気持ちを無視した働き方、フタをしていた夢とか…。もう、ぜーんぶフタが取れました。フタが開いて見えちゃった課題に、またまたフタしたらうつ症状を繰り返すし、繰り返したくなければ何かを一つ一つ変えて行かなきゃいけない。Aさん、うつ病にならなければ気が付けなかったこと、ありますか…。

【内容確認して、計画に取り入れる】

後生川：そういえば、図書館に行かれたそうですね。いってみてどうでしたか。何か、気になる本はありましたか。

Aさん：そうそう、今まで途中まででしか行けなかったんですが、図書館まで歩けたんです。図書館の前に坂道があって、もう足はがくがく…。でも達成感がありました。

後生川：おぉ、すごいじゃないですかー。

Aさん：1時間くらい居られました。心が軽くなりそうな本や、文字が大きくて読みやすそうなものとか。あと、子供が小さい時に読んでた童話とか…。「うつ病」とか「精神疾患」の本はカウンターに持っていくのが恥ずかしくて借りれなかったから図書館で。

後生川：受付の人に「うつ病の本を借りるなんて、この人うつ病かしら」って思われるんじゃないかって不安になりますよね。妙にあのワードには敏感になるし。まぁそれにしても、本が読めるってまた一歩前進。さっき「自信がない」って言われたけど、これも自信を持っていいことなんですよ。

Aさん：いや、そんな大げさな…。でも「自信も持ち方」少しわかりました。行動しかない。料理の本も写真付きがあったし、体を温めるとか冷やすとかの本もみました。ネットより、図書館の方が社会と繋がれたって気がしました。図書館の前のテラスで座ったんですが、風がきもちいいって久々感じました。

後生川：社会とつながる…。そう、またいいところに気づけましたね。今日のお話を伺っていると「感じるままに感じてらっしゃるな」と思いました。

Aさん：礼子さんが五感のリハビリが大事って言われていた意味も、腑に落ちた気がします。風にあたるだけで「きもちいい」ってフッと頭に浮かんだんです。そういう感情が戻ってきたことに気が付けたし、素直に有難いなって思います。

後生川：風の匂いを感じたり、鳥の声に耳をすませたり。リラックスすると、なんとなく眠気も来そう。

後生川：腑に落ちると、そこから変わるのは早いですよ。

【行動と感情変化についてお話しする】

後生川：いま、不安を感じた時は、どのように対処していますか。

Aさん：今まではネットで調べまくってまってたけど、やめました。

そういう時は、母親と電話で話しをするようになりました。母は心配性だし高齢です。私が体調悪い時は「どうして私なんか産んだの」「生まれてこなきゃよかった」とか、言いたくないことを言って泣かせたこともあって。後悔したけど、あの感情は我慢できなくて。

後生川：最初の頃のカウンセリングでも、その事、話されていましたよね。

Aさん：だから母に心配かけないようにって思っていたけど、この間は私が子供の頃の話をしてくれて、写真を見ながら話をしました…。

あ、あと近所に銭湯があるんですけど、母が「一緒に行かない？」って誘ってくれたんです。母とお風呂に入るなんて小学生以来かな、恥ずかしかったー。

でも、嬉しくていきました。

後生川：そういうことがあったんですね。温泉行くのも社会とつながるリハビリ。

Aさん：裸でいろいろ話しました。ありのままの素の自分でいるのって、こんな感じなんだろうなって思いました。私の祖父母も貧乏でとっても苦労した人だそうです、ご先祖さん達のおかげで自分がいるんだな。だから私は死んじゃいけないんだなって母の話を聞きながら、そう思いました。

後生川：そうでしたか…。他に、何か感じたことはありましたか。

Aさん：ゆっくり肩までお湯につかるって気持ちが良かったです。ロビーにマッサージ機があって、なんか体もほぐれました。ずっと緊張してガチガチだったし。あのガチガチのまま「リラックスを…」といっても出来なかったのは、こういう意味だったんですね。体が温まったら緊張感もほぐれるし、焦りも消える。自然とリラックスも出来るようになるって分かりました。あの日は、いつもより深く眠れた気がしました。

後生川：Aさんの安定剤に変わるものとして、一つは「温泉」。定期的に行ってもいいと思います。

【17～19回目：コース前半までの振り返りを行う】

第20回目のカウンセリング

後生川：Aさん、こんにちは。髪の毛バッサリ切ったんですね。あ、メイクかえましたか、よく似合います。

Aさん：有難うございます。がんばって美容室に行きましたよ。この間「メイクの力」のお話しされましたよね。だから、久々に化粧を。口紅を塗ったら、気分が違います。髪もボサボサで病人みたいだったけど、白髪を染めてバッサリ髪の毛を切ったら「わたし、健康な人に見える」って自信になりました。主人も「かわいいよ」って…。そう、もともとメイク好きだったんです。

後生川：かわいいです、Aさん。旦那さまが言われた言葉に謙遜しないでくださいね。「いやいや、私なんて」って言葉こそ、自己肯定感を下げることになります。素直に「ありがとう」、それでいいんですから。

Aさん：日本って、昔から謙遜することをヨシとしてましたよね。つい「つまらないものですが」とか「自分なんかが…」とか「すいません」って私の口癖なんです。

後生川：昔から言霊というのがあります。
言葉は生きていて、無意識に自分が発した言葉は現実になるから気をつけましょうね。
この先の再発防止としても忘れないでほしいんです。
私も言霊の力に運命を左右されてきた人間なので、冗談半分でも「こうなったらイヤだな」って思う事は言わないようにしてます。

Aさん：それ、本当だと思います。負のスパイラルが始まる時って、ネガティブな言葉ばっかり言ってました。

後生川：いいスパイラルを回したいときは、いい言葉を使うようにしましょうか。それに「すみません」と言われたほうは「何か、悪いことでもしましたか」って不安になる。素直に「ありがとう」って喜んでもらった方が相手もうれしいし、よいコミュニケーションが出来ますよ。

Aさん：生活習慣だけじゃなく、言葉の習慣も大事ってことですよね。子供に対しても、つい「早くしなさい！」「なんで出来ないの」って言ってしまう。それやめようって思います。どうして子供の自己肯定感を下げてしまう子育てしてきたんだろう。子供がうつにならないように、家庭の中での言葉も気を付けていきたいです。

後生川：うつ克服も、子育ても、人間関係も出会いも、なりたい人生にしていくにも「言霊」はぜったいに大事。

【言葉の使い方についてお話しする】

Aさん：寝るときのお話し、ちゃんと実行しています。自信になりました。

後生川：減薬を躊躇される先生もいるけど、一番つらい状態も知っておられるから「減らして、また具合悪くなったら…」って先生も心配されているんだと思う。お互いが納得して減薬していくためには、患者さん側も睡眠日誌や自分の状況をちゃんと伝えることはもちろんのこと、お願いの仕方があるんです。

Aさん：お願いの仕方。え、何ですか。

後生川：もし眠剤の減薬を躊躇されたら…ですが「半錠を減らしてみたいです。もし眠れなかったら戻しますから、2〜3日挑戦してみていいでしょうか」って。減らして様子見て、やっぱり寝れない日が続いたら戻せばいいし、一応チャレンジの前に先生へは確認しておいた方がいいです。ＯＫが出れば堂々と減らしましょうよ。減薬後のブレは私がサポートしますから、安心して先生にご相談されてみてくださいね。

減薬の前に、昼間の生活習慣を崩さないことが絶対条件ではありますが…。

Aさん：先生に言ってみます。今まで他のクライアントさんも、そうされたんですか。

後生川：はい、そうです。

クライアントさん達から主治医とのやり取りを聞いていくと、なんとなくですがタイプが見えるんです。減薬に慎重すぎる先生や、何か言えば薬を増やしたがる先生、質問するまで何も言わない先生、話すのが好きな先生なんだなとか…。

看護師時代にたくさんの医師と関わって仕事したんですが、自分なりに先生の性格を分析して関わり方や伝え方を工夫していましたし、たぶん看護職は観察力に長けた人が多いから、そういう判断が出来る人多いと思う。

先生のご機嫌を損ねることなく、結論を先にいってダラダラと話さない。仕事をうまく回すにも結果を出すにも、やっぱりコミュニケーション方法って大事でしたからね。

Aさん：薬のことは、最終的に先生の許可がないとダメですもんね。

後生川：はい、そうですね。勝手にお薬を調整したり、やめると余計に症状がひどくなることもある。やめるにも、やめ方というものがあるわけです。

【21〜23回目：減薬に対する変化の対応を随時行う】

第24回目のカウンセリング

後生川：Aさん、お久しぶりです。なんか今日は表情がスッキリしている感じ。顔のむくみが取れましたね。あと、LINEにありましたが眠前のお薬減って良かったですね。

Aさん：お久しぶりです。はい、順調です、ありがとうございます。朝と晩に分けて歩いてたらお通じも良くなって、体を動かすようになったら体重が2kg減っていました。緊張の汗じゃなくて正常な汗だと思うし。あと、地元の友達とお茶にいって2時間くらいカフェで過ごせました。

後生川：おぉ、いい。先週はサイクル的に生理だったと思いますが、だいじょうぶでしたか。

Aさん：用事を入れるのも生理と重ならないようにしたり、運動も無理をしないとか、自分なりに工夫してみたら思うほどきつくありませんでした。

後生川：お友達の方と過ごしてみて、どうでしたか。

Aさん：自分は孤独なんだって思っていたら、その子も同じことを考えてて。なんか二人で笑っちゃいました。インスタとかSNSで楽しい生活を披露している友達もいて…いや、知人もいるんですが、ああいうの見て調子が狂わされるのって、バカバカしいねって。

後生川：いま友達を「知人」に言い換えたのは、なぜ。

Aさん：以前、礼子さんと「友達」の定義についてお話ししたじゃないですか。私が思う「友達」って、やっぱりその子みたいな関係性をいうんだなっておもって。知っている、イコール友達にはなりません。知り合いなんだと思えば、何も思わない。

【言葉の定義やネット上での人間関係についてお話しする】

Aさん：昔、通信の心理学講座とか、人間関係が良くなる本みたいなので勉強していたんですが、やっぱり現実的ではなかったというか…。

後生川：そうでしたか。昔、そういうことも勉強されていたんですね。教科書とおりに人間関係は動きませんし、資格を取るだけでは意味がない。先月、他のクライアントさんにもお伝えしたことなんですが「勉強を自己満足にしないで、自分に生かしましょう」って。机に向かって勉強することをリハビリにするのもいいですが、自分に生かさないと勿体ないですし。

Aさん：メンタル不調を経験した人って、心理系の勉強をしている人多いと思います。でも自己満足の人も多いかも…。勉強したことを自分で自分に試す、そうですよね。

後生川：人間関係がうまくいく本を読んでも、それが出来ないのは何故だと思いますか。

Aさん：ちなみに「うまくいく」っていうのは、どういう状況をイメージしていますか。

後生川：「うまくいく」の意味。そうですね…。たとえば、普通に会話出来て、嫌な気持ちにならない関係。お疲れ様です、と言ったら挨拶を返してくれるとか。職場以外でもプライベートでＬＩＮＥしたり、付き合いがあったりとか。

後生川：Ａさんは、そういう関係を望んでいるんですか。

Aさん：…（沈黙）。

Aさん：プライベートまで関わるのは、やっぱり面倒くさいかも。でも他の人が職場以外でも繋がっているのを知ると、ちょっとショックで。だから自分も仲間に入らないとって思ってしまって…。でも断れずにそのグループに入っていた人もいるかもしれませんよね。その場にいる人が全員本気で楽しんでいるとは限らないのかな。

後生川：こうなりたい、こうならなきゃと思いつつも、「面倒くさい」って腹の中では思っていた。本当の自分はそれを求めていなかったんです。気持ちが分裂していた。

だから葛藤をした。

Aさん：こうするべき…って考えが、また出てきていました。輪に入れない自分って、寂しい人に思われているだろうなとか。そうすると「友達もいない母親の姿を子供が知ったら、かわいそう、なさけない」って思って。

あ、でも挨拶に関しては、みんな大人だし、挨拶して無視するのはおかしいんじゃないかなと思っていました。上司も厳しかったです。

後生川：Aさんは、お仕事へのブランクもありましたし、感覚的に忘れてしまったかもしれませんが、若いころって仕事はどうでしたか。

Aさん：いや、普通に楽しかったです。

後生川：管理職になったことは。

Aさん：ないです。

後生川：管理職はどういう事を考えていると思いますか。

Aさん：えーと…。全体をどうやって回していくか、事故やミスがないか、お客様にご迷惑が掛からないように、とかですか？

後生川：そうですね。厳しくするのは、Aさんに対する嫌がらせだとおもいますか

Aさん：全部じゃないかも…。言いたくもない事言わなきゃいけないもあるかも。

後生川：あの頃は、色々な事が重なって相当疲れておられたし、そりゃ、どんな言葉もグサグ

サきますし。挨拶を返さない原因は、どんなことが考えられると思います？

Aさん：私ですか、私は挨拶返します。あ…、でも体調悪い時、睡眠不足でぼーっとしている時、旦那と喧嘩してイライラする時、バタバタして考えごとをしている時は出来ないこともあるかもしれませんよね。あと、相手の声が小さいと聞こえないし。

例えばAさんが挨拶を返さないことがあるとしたら、どういう場面でしょうか。

後生川：そう、いいポイントに気づきましたね。挨拶を返さないことは単にAさんを嫌っているからとは限らないということ。他の可能性がある。つまりそんなに悲観的になって、落ち込まなくてもいいんじゃないかと私は思います。

Aさん：でも同僚から、あんまり仲良くしてもらえないのは嫌われていたという事だと思う。

後生川：「仲良く」ってどういう風にしてほしかったんですか。

Aさん：仲良く…？　仲良くするって何だろう（笑）

後生川：ね、言葉の定義って難しいですよね。「仲良く」って何なんだろう。

Aさんだったら、どういう人だと逆に「仲良くしたくない」と思いますか

Aさん：私だったら…。暗い人は近づきにくいし、喋らない人は何を考えているのか分からないし、自分から話しかけようとは思いません。関わってもメリットがないし。

後生川：あの頃のAさんは、どんな人でしたか。

Aさん：あー…。

後生川：でもね、人間関係っていつも流動的なんです。だって人間って、その日その日の体調も考えていることも、感じていることも違うし、働きにくる目的だって違う。違いだらけです。一回「暗い人」ってレッテルを貼られたとしても、そんなのは覆せます。それに人間関係を職場だけに求めすぎるのも危険だと私は思ってて…。

Aさん：え、どういう意味ですか。

【人間関係の解決方法についてお話しする】

後生川：Aさん、今度、受診日はいつですか。

Aさん：来週の火曜日です。診察時間の使い方も、すこし意味ある時間になってきたと思います。話し方も、図書館やユーチューブで勉強したことを生かすようにします。

後生川：ぜひぜひ、そして必ず記録を忘れずに。「自分取り扱い説明書」どんどん出来てきた。ご主人に「何で私のこと、分かってくれないのよ」って怒ったことありましたよね。今は随分と自分が自分のことを分かってこれたんじゃないですか。

Aさん：そうそう、そんなこともありましたよね。私が私の事を全然分かっていないのに、旦那が分かるはずないよなって（笑）この取説ノート見せたら「はいはい、承知いたしました」って笑うんですよ、もー。でも言ってました「お前、よくなってるぞ」って。

ほんとう嬉しい。抱きしめてくれたんです。ハグって安心します。

後生川：きゃあー。ハグ、いい。旦那さんと仲がいいですね。そんな夫婦の仲の良さやママの笑顔を見て、子供さん達もきっとね、嬉しいと思います。

Aさん：そうですよね、笑顔に自信もとう！

後生川：すてき！　では、今日もありがとうございました。

【25～26回目：生活習慣の細かい部分を再確認する】

第27回目のカウンセリング

後生川：Aさん、睡眠導入剤なしでこの睡眠パターン。いい感じですよ。あとは抗うつ薬の半錠だけです。がんばりましたね！　前回、主治医の先生からどんなお話が。

Aさん：いつも通り状況を伝えました。抗うつ薬の副作用に眠気もあるから、それを生かすとにして、睡眠のお薬はゼロにしましょうって。あとは昼間の不安時の屯服は全然のんでないけど、御守りで持っておいていいですよって言われました。

あとは写メで送りましたけど、毎日台所に立てるようになりましたよ。礼子さんが言われたとおり、食器や鍋類の断捨離しました。スペースが開いたから、気持ちがいいし。あと好きな黄色の鍋に買い換えました。

後生川：あの酢豚の写真、ほんとうに美味しそうだった。なんだか白ご飯が欲しくなりましたよ。料理もいいリハビリになっているようですね。

まぁ、食器って使うものは限られますし、いつか使うかも…のグラスなんて置いてても、邪魔になるだけ。物がごちゃごちゃすると、考えもごちゃごちゃするんです。

Aさん：本当、そう。礼子さんが「料理は一番のリハビリ」って言ってたから、ニンジン切るのもお肉を焼くのも、買い物行くのも、レジの人に挨拶するのも、とにかく全部がリハビリだって思うようにしたんです。リハビリはちょっときついからリハビリでしたよね。

後生川：そう、どんな病気もリハビリ期間なしに回復するなんてありえません。うつは頑張っちゃいけないって言って、大事なリハビリ期を避けようとする人が多いんです。治る人の共通点はリハビリ期をしっかり取り組んだ人。あと、子供さんと一緒につくったホットケーキの写真も有難うございました。むちゃくちゃ美味しそうでした。

Aさん：とっても穏やかで、温かくて、ささやかな幸せを感じます。「しあわせ」って今までは目に見える物にこだわっていた気がします。でも本当は笑顔で過ごせる、今日も生

後生川：きている。それは感謝すべき事だったんだって思いました。当たり前に感謝…。

Aさん：あ、いま、Aさん、とってもいい表情されていましたよ。最初の頃の目と全然ちがう。目に力があるし、言葉から意志を感じます。

後生川：主治医の先生も、同じような事を言ってくださいました。そして「人生の悩み事を、ぜんぶうつ病のせいにしない事」「乗り越えられない事は起こらない、だから周囲に頼ったり相談したりしながら、乗り越えていきましょうね」って話してくれました。前も先生言ってくれたけど、その時は「きれいごと言わないで」って思ってました。でも今回は、スー…と心に沁みました。スー…っと。

【身体という土台と精神の繋がりについてお話しする】

後生川：私とのカウンセリングが全て終了したら、その書き込んだ証やノートがAさんの御守り代わりになります。迷ったら読み返してほしいんです。

後生川：では、最初から一つ一つ…

（中略）

Aさん：今までのこと、一回整理が出来ました。忘れちゃってたことありましたね。まだ見落としている部分も分かって良かったです。

後生川：Aさんの記録は私もしてますから、確認しておきたいことがあればカウンセリング最終日までに聞いてくださいね。今日はたくさんお話ししたから疲れましたでしょう。

Aさん：いい疲れです。卒業までもう一歩だと思うと、信じられません。

次の受診は1か月後なので、その前後にまたLINEで予約したいです。

後生川：残りの抗うつ薬半錠を、先生がどう考えておられるのか確認してみましょうか。慎重な先生は錠剤を粉にして、微量ずつ減らす人もいますし、バッサリ一気に減らす人も。そしてAさんがどうしたいか話し合った方がいいでしょうね。

この間LINEに書いてありましたが、アルバイト？　を探していくんでしたよね。

Aさん：焦りとかじゃなくて、そういう事にも目が向けられるようになりました。でも環境が変わるから、そんな時期にお薬をゼロにしてもいいのかな。

【社会復帰までのプロセス・注意点について説明する】

Aさん：いいこと聞きました。準備せずに勢いでやるから、「こんなはずじゃなかった」って後悔につながるのか…。

後生川：準備の準備だけを永遠としていても本番に進まないので、どこかのタイミングで「えい、やぁ」っと踏ん張りは必要ですけどね。復職への不安は、復職しないと解消できないもの。その期日をある程度決めておくのもいいと思います。

Aさん：また主人とも、話し合ってみますね。

後生川：では次回はそのテーマでお話ししていきましょう。

【28回目は仕事以外にも出来る社会活動について話し合う】

第29回目のカウンセリング

後生川：よろしくお願いします。まずは全体的にどうでしたか。

Aさん：まずは、親戚の集まりがありまして…。
というか親戚が亡くなったんです。最初はそういう悲しい場所に参加できるか迷ったけど、参加するだけでも供養になるって思っていきました。「ゆっくりして行ってね」と言われて、昔の自分だったら断れなかったけど、子供を理由にして早々に帰宅してきました。長居しても疲れるのが最初から分かっていたから。余計なストレスを抱え込まない為に…。

後生川：Aさんが、頭ではなく腹の底でそう判断して、そう行動した。素晴らしいことです。
物事を自分で納得して決断する。なかなか出来ることじゃない。
以前にも話しましたが「行動の目的」を考えてみると、供養ってその場に長居することだけじゃなくて、自分の体調がいい日にお墓参りいってもいいわけですもんね。手を合わせるのはいつでもいい。ご自分で判断してみて、どうでしたか。

Aさん：迷ったから、まずは1人で抱え込まずに主人にも相談しました。今までは全部自分で抱え込んで苦しくなってた。まず「相談する」という事してみたんです。相談するにもただ自分の気持ちを伝えるだけじゃなくて、何故そう思うのか…って理由も言いました。

後生川：すると、ご主人は何て。

Aさん：俺もそう思うよって。親戚付き合いって無理にするものじゃないし、絶対にしなきゃいけないことでもないしって。

ゆっくり落ち着いて話せるようになったし、言いたいことを自分の言葉で言えるようになったね。うつの薬を飲んでると言われなければ、全然普通の人だよって言ってくれて、嬉しかったです。

後生川：あえて疲れる事に首を突っ込まない。ご主人が言われるように、親戚付き合いって田舎ほど面倒だけど、無理して体壊してまでやることじゃないです。予防出来て良かったじゃないですか。

Aさん：よかったです。あの日は昼間に子供の用事も重なってたし、翌日には歯医者の予約も入っていました。疲れる事を詰め込まなくてよかったです。どこまで頑張ればいいかが、自分で分かるようになってきました。

後生川：その感覚、たいせつにしてくださいね。

【親戚の事例を通して命や生きる事について話し合う】

後生川：今日は「生きる」と言うテーマで、ちょっと広いテーマだったかもしれませんが、自分はうつ病の塊ではなくて、うつ症状もあった自分、それが分かって頂けたんじゃないかなって思います。

Aさん：はい、今までは、自分の全部が「うつ病の塊」っておもってたから全部を嫌っていたけど、一部そういう顔も持つ自分なんですよね。礼子さんが「看護師だけど、元うつ病患者の顔も持つカウンセラー」っておっしゃってたのが印象的でした。顔は一つじゃなくていいんですね。

後生川：人はみんな宝石だと思うんです。宝石って、光の当て方や温度変化で見え方がぜんぜん変わるじゃないですか。人間も同じで、環境や出会いで色々な光り方をする。誰一人同じ光り方をしない。そんな自分を八方美人みたいでいやだとか、いう方がいるんですが、そうじゃない。自分なりの輝き方でいいんです。「自分ってこんな人間だ、こんな性格だ」って決めつけず、宝石のようにいろんな顔を持っていい。そして自分が一番心地よく輝ける場所が、ほんとうの居場所でしょうね。

Aさん：宝石かぁ…。いいですね。

第30回目のカウンセリング

後生川：Aさん、お久しぶりです。

Aさん：お久しぶりです。礼子さんのブログは時々チェックしてますよ（笑）

後生川：今日はどのようなテーマでお話ししていきましょう。あ、というかこのままWEBカウンセリングで終了という形でもいいでしょうか。訪問も出来るって最初に言っておきながら、すみません。

Aさん：一度自宅に来てもらえたらって思ったけど、日本半分くらい離れてても近い気がします。電話もLINEもいつでもできるし。それが安心感になっていましたよ。だから、最後の1分までWEBか電話でも構いません。

後生川：了解です。安心感にも繋がって良かったです。

Aさん：えと、じつは友達から習い事に一緒に参加しないかって誘われていて。たぶん行けば楽しいだろうけど、ちょっと迷ってて。

後生川：その迷いの感情の裏側には、何を考えていますか。頭ではなく、お腹の中の声です。

Aさん：例えば…。いって続けられなかったらどうしよう。お金がかかるし効果がなかったらどうしよう。参加者の人と仲良くできなかったら、どうしよう…。

後生川：…ほかには。

Aさん：他には…。ちゃんと覚えられなかったらどうしよう。これをきっかけに体調が悪くなったらどうしよう。これまでの努力が水の泡になったらいやだとか。

後生川：「迷い」の感情が起きる原因にも、こんなにたくさんあります。いや、掘り下げたらまだあるかもしれないですが、いまの言葉をまず紙に書いてみましょうか。

Aさん：はい、書きます…。はい、書けました。

後生川：今から、ゆっくり一つ一つを考えてみましょうか。
まず今一つ感情をあげるとしたら。葛藤、不安、迷い、悔しさ…なにでしょう。

Aさん：私は、今…。迷いじゃない。やっぱり「不安」な気持ちを感じてます。

後生川：不安な気持ちを感じているんですね。10段階でいうとどうでしょう。これまでのAさんの人生の中での不安感がマックス10で、全然不安感がないのがゼロとしたら…。

Aさん：いまは…、7くらい。

後生川：その不安感を持ち続ける事はAさんの健康の回復に役立つと思いますか
Aさんの幸せな気持ちにつながると思いますか

Aさん：いや、全然必要ないです。

後生川：じゃ、その不安感は手放した方がいいですよね。
　いま言われたことは100％の事実か事実じゃないか…、どうでしょう。
Aさん：事実か事実じゃないかって言われたら、事実じゃないです。だって、まだ行ってもいないし、やったことない。そもそも申し込みすらまだです。でも「そうなるに違いない」って思ってました。
後生川：Aさんは、事実ではないことにレベル7ほどの苦痛を感じておられました。事実ではないのにです…。だったら、やっぱりそういう考え方の癖はとったほうがいいと思います。まず一つ目「続けられなかったらどうしよう」ですが、この企画はお休みされた日の振り替えはあるんですか。
Aさん：はい、あります。自分がいける日に行ってもいいとか。
後生川：「続ける」ペース配分はAさんが決めていいんですか。お友達の方と一緒の日時に参加しないといけない、とか？
Aさん：なんか、担当の方に相談できるみたいです。友達はパートがあるから、最初は一緒に行きますが、たぶんその後は、スケジュールが変わってくると思います。
後生川：担当者の方にペース配分や、続けられるかの相談が出来るなら活用してみる。
　まず「相談してみよう」。そういう選択肢はありますか。
Aさん：そうですよね。早くたくさん参加したからって、どうにかなるはずもないし…。

また焦ってた。参加費の元を取るくらいに早くやらなくちゃって、焦ってました。その友達は「家に一人でいるよりも、社会と関われるから」って私を思って誘ってくれたいい子なんです。

そうか、これも「相談する」「ペースを考える」「人と話す」「時間管理」のリハビリか。休んだり、のんびり参加しちゃいけないって、自分で決めつけていました。

後生川：では次の「効果がなかったら、どうしよう」の部分です。これは…

【苦しめない考え方への修正を行っていく。潜在意識についてお話しする】

Aさん：そうか、そう考えると、ちょっと気持ちが楽。

後生川：ではAさん、さっき書いた内容をこんな感じで「とらえ方」や「物理的解決」をしてみると…、最初に言われていた「不安感の7」というのはどうなりますか。

Aさん：あ、3くらいに下がります。

後生川：ね、感情はコントロールできるんです。こういう考えを書いてみたり、気持ちが楽になる考え方の方を毎日言葉に出してみる。口癖にしてみる。そうすることで習慣化した苦しい考え方の癖が、苦しくない考えに修正されて行きます。Aさんがより健康になる考え方に。

ちなみに、雨が降って嫌だなって思う人と、嬉しいって思う人がいます。

Aさんはどう？

Aさん：私は雨すきです。なんか安心します。音が心地いいし、時間がゆっくり流れる感じがします。

後生川：私も好きです。でもね、雨がキライだっていう方もいるんですよ。

Aさん：えー、どうして？

後生川：いま「どうして？」て言われけれど、そこなんです。人それぞれに「雨へ対する捉え方」の癖があるんです。例えば洗濯物が乾かないから嫌だとか、靴が濡れるから嫌だとか。頭が痛くなるから嫌だとか…。でも私やAさんみたいに、いい面をみて「好きだ」と感じる人もいます。

Aさん：雨の音を聴きながらホットココアを飲むのもすき。そういう楽しみ方があるって知らないのかなぁ…。

後生川：そうですね。単に「キライ」って感じる前に、そう言う楽しみ方があるんだって情報を得てみたり、そういう考え方もあるって誰かと対話することで知る事も出来る。だったら対話する、情報収集することで苦痛は軽くなる。感情的に決め付けるまえに、多角的にとらえてみる。そうすると、「あぁ、それなら好きかも」って感情自体が変化してくるんです。

Aさん：感情をコントロール出来る人って、そういう考え方をして行くんですね。

後生川：以前、病気の恩恵の話をしましたけど覚えてますか。
「うつ病」も同じです。「うつ病になってよかったなんて言えない。それは治ったから
そう言えるんでしょう」って言われる人もいるけど、うつ病はよりよく生きるために、
自分が忘れていた大事な何かを伝えるためにやってきたんだと私は思います。
うつ病のいい面っていっても「そう思えないのがうつ病でしょう」って言う方もいる。
うつを悪者扱いしていたら、なかなか回復の道のりは遅くなります。だから少しでも
病気のいい面を見て、病気から一つでも二つでも学ばないと…。

Aさん：一生勉強って言いますけど、ほんとうそうだなぁ。おばあちゃんになるまで、色々悩
むんだろうな。

後生川：そうなんですよ、70代は70代の悩み、90代は90代の悩みが出てきます。だから、避け
て生きるんじゃなくて、上手に悩む方法、上手にかわす方法、上手に頼る方法を身に
着けていくことが最善じゃないかと私は思います。わたしも一生、勉強です。

【31〜32回目：生活習慣の乱れがないか確認。思考のワークを行っていく】

第33回目のカウンセリング

後生川：こんにちは、Aさん。シュミレーションや復職リハビリも順調そうで…。アルバイトもいい条件があったようですね。

（中略）

Aさん：こういう感じで、いよいよ来週末からです。よかったです！主治医に確認したら「今の状態だと、問題ないと思います」って言われました。でも最近ちょっと運動を頑張りすぎて、足首を痛めてしまいました。

後生川：あらら…。何かケアはされましたか。

Aさん：湿布を貼ってたら落ち着きましたが。ペース配分ってむずかしいなって思います。元気になれば「これくらいできるだろう」とおもって動きます。

後生川：その試行錯誤でいいんですよ。うつ回復は一直線上ではなくて、らせん状ですから。三歩進んで二歩下がるー♪　みたいな。

Aさん：「あなたのうつ…」の礼子さんの本を読むと、一直線上に治った印象を受けますけど、やっぱり違いますよ。

後生川：あったりまえじゃないですか。本1冊ほどに試行錯誤の部分まで書いてしまったら、分厚くなって誰も読んでくれませんもん。手にすら取ってもらえないし。あと書けないことも沢山あるので、それはカウンセリングの中で個別にお話をしています。

Aさん：まぁ、そうですすよね。

（中略）

後生川：では、初日のこと、またＬＩＮＥで教えて頂けますか。もし前日とか当日朝に不安があれば、遠慮なく連絡くださいね。すこしお話ししましょう。

【34～35回目：アルバイト開始に伴う心身の変化に対応する】

第36回目のカウンセリング

Aさん：お久しぶりです。バイトもボチボチですが行けていますすよ。やっぱり事前に準備していたことで「こんなはずじゃなかった」というのは思ったほどありませんでした。

後生川：最近、主治医の先生は半錠の抗うつ薬のことは何か言われていますか。

Aさん：先生は焦らず、あと1か月くらい飲んでいてもいいんじゃないかって言われています。バイトも家事も同時進行中だし。

後生川：いまとっても大事な時期だから、それがいいと思います。

（中略）

後生川：いい出会いがあって、よかったですね。周囲が変わったんじゃなくて、Aさん自身が変わったからです。笑顔ステキですよ。今日の白いシャツも似合うし。最近は、生活習慣はどうでしょう。

Aさん：また膀胱炎になりそうだったけど、説明書を部屋に貼っていたから早めに気が付けました。睡眠もだいたい7時間は眠れていますし、温める様にしたら、冷え性が改善して倦怠感もほとんどありません。

後生川：ちゃんとセルフコントロール出来ていますね。計画書やノートは活用できていますか。

Aさん：ついつい…っていうのは、よくありますが、癖に気づくのは早くなりましたよ。再発防止も心がけが大事なんですね。

後生川：その通り！　習慣になるまで続けましょうか。

Aさん：あと、一昨日は子供と服を見に行ったんです。バイトに着て行く私服を。昔は青が好きなったんですが、今は薄いピンクとかうすい黄色とか好きです。何だろう…。気持ちって色に表れるんですねー。

後生川：Aさんが好きな色を、部屋とか生活の中にちりばめてください。それも安定剤代わりですよ。この時に大事な事が一つあって。

取り入れる代わりに、うつの時に来ていた古いトレーナーとか、涙を拭きまくったハンカチとか、思い出してしまうものは断捨離してみませんか。暗いエネルギーが染みついてるものって、あまり近づかないほうがいいです。とくに治ってすぐは。心地悪いものを手放して、心地いいものをどんどん取り入れる事が大事。

Aさん：礼子さんの部屋の写真、ブログに載ってましたが、あんな感じですよね。

後生川：そう、あんな感じです。けっこうシンプルな部屋ですけど。

Aさん、次回はお薬が減るころにカウンセリングをと思っていますが、いかがでしょう。カウンセリング時間も残り1時間10分ほどになりましたもんね。

【37～38回目：生活習慣や再発防止について確認・話し合う】

第39回目のカウンセリング

後生川：Aさん、お薬卒業、おめでとうございます！

Aさん：いや、こんなにあっさりなんですね（笑）主治医の先生も「あ、じゃ、今日でお薬ゼロにしましょう」あまりにあっさり過ぎてビックリしました。礼子さんの本にあるように、感動のお別れって訳じゃないんですね。
後生川：そうなんです（笑）
Aさん：長かったような短かったような…。でも本当に、「こうなりたい」と思えば、そうなるんですね。あの地獄を乗り越えた自分も、ちょっとすごいなって思いました。
後生川：Aさん、すごいんですから。自信もってください。それに頑張った証もたくさんある。うつ病からの学びさえ忘れなければ、大丈夫ですから。
Aさん：あと、礼子さんの本は魔除けにしよう（笑）
あれには邪気を寄せ付けないパワーがありそう。
後生川：そうそう、魔除けに飾っている方、ほんとうにいます。有難いです。
Aさん、今何か迷ったり困ったりしていることがありませんか。
Aさん：いまは、えーと、えーと、えーと…。ないかも。
後生川：いまAさんは「悩んでいる事あったっけ」って考え込みましたよね。考えても悩みがなかったわけですけど。これってとても幸せだと思いませんか。
Aさん：あ、ほんと、そうだ。
後生川：カウンセリング日の記録を、さっきまで読み返していたんですが、もう悩みだらけでした。覚えていますか（笑）
Aさん：おぼえてます、あれ、ひどかったですよね。カーテンもあけられなかった。

今は…。そう、まぁ色々ありますが「悩みが悩みのレベルではない」と思えます。普通に眠って、普通に食べられて、普通に笑えるって幸せ過ぎます。ニヤニヤしてお布団に入ります。普通に子供の授業参観に行けて、一緒におやつを食べる。職場の誰がどうだ…とか、以前ほど気になりません。それよりも働きにいけるって有難いなって感じます。日々に感謝しかないんです。


後生川：感謝の気持ちがすべてを好転させます。また、大切な事に気が付けましたね。なにか嫌な事が起きる時って「感謝の気持ちがないとき」なんです。有難いって「有る」ことが「難しい」と書きます。

当たりまえに有ること、それは一番難しいことだけど、当たり前さに傲慢になって感謝の気持ちがなくなると…、やっぱり病気という形でサインがやってくる。

本当によく頑張れましたね。

Aさん、最後にこの質問をさせてください。

「うつになって、よかったですか」

Aさん：はい！　うつになって良かった。本当の自分になれたから！

※20時間コースの最終カウンセリング40回目は２か月後に設定し、そこで問題なければ「うつ克服・カウンセリング卒業」となっていきます。

◆著者略歴

後生川 礼子（ごしょうがわ れいこ）

「後生川うつ専門研究所」代表。

看護師、うつ克服専門カウンセラー、1978年熊本県生まれ、2男1女の母。

現役の看護師時代にうつ病となり辛い闘病生活を送る。当時のうつ病治療に大きな疑念を抱いたことを機に自ら試行錯誤、1年間で克服した経験を持つ。看護師復職後に起業。日本全国でうつ回復を目指す方々へ伴走すべく24時間365日、独自のサポート体制を確立している（全国訪問・WEB・電話）。

カウンセリング計画書を作成しオーダーメイドのカウンセリングスタイルで実施中。

著書に『あなたのうつ絶対克服できます！』『次にうつ克服するのはあなたの番です！』『あなたは本当にうつ？』『うつの常識を疑ってみよう』『〈改訂新版〉あなたのうつ絶対克服できます！』（ごま書房新社刊）等がある。

1年以内にうつ病から回復したいあなたへ
うつ克服専門カウンセラーが伝えたいこと

2021年12月4日　初版第1刷発行

著　者	後生川 礼子
発行者	池田 雅行
発行所	株式会社 ごま書房新社 〒102-0072 東京都千代田区飯田橋3-4-6 新都心ビル4階 TEL 03-6910-0481（代） FAX 03-6910-0482
カバーデザイン	（株）オセロ 大谷 治之
DTP	海谷 千加子
印刷・製本	精文堂印刷株式会社

ISBN978-4-341-08803-3 C0047

── アンケート ──

◇アンケートご回答いただいた方について

1）年齢
- ・30歳代　2名
- ・40歳代　6名
- ・50歳代　2名

2）うつ病歴
- ・～半年　　2名
- ・半年～1年　1名
- ・1年～3年　3名
- ・3年～5年　2名
- ・5年以上　2名

3）いま服用している精神科のお薬はありますか
- ・ある　4名
- ・ない　6名

4）「ある」の方は1日の服用量を教えてください（アンケート記入日時点）
- ・抗うつ薬　1錠　3名
- ・抗不安薬半錠と睡眠導入剤半錠　1名

5）再発防止を含めたうつ病の回復に、生活習慣の見直しは必要だと思いますか
- ・必要である　10名
- ・必要でない　0名

6）うつ病の根本解決に薬物治療は必要だと思いますか
- ・必要である　2名
- ・必要でない　6名
- ・わからない　2名

※アンケート実施期間：令和3年7月24日～8月15日迄
※アンケート対象者：上記期間中にコースカウンセリング継続中のクライアントの一部。
（任意回答とし同意撤回は同年9月30日迄とした）

質問 1 「うつ病」の回復に向け、あなたが日常生活の中で具体的に実施したこと、心掛けていることがあれば教えてください。

●睡眠を整えることについて

— 30代 Aさん —

・毎日湯船に浸かり、副交感神経を優位にすることに努めた

・布団に入っても見ていたスマホをやめた（スマホはリビングに置いて寝る）

・ラベンダーのアロマオイルをたく、アロマスプレーを枕にふりかける

・布団に入ったら目を閉じて深呼吸した

・身体を疲れさせるために出来るだけ太陽に当たった。5分でも散歩する、庭でひなたぼっこ、ベランダに洗濯干す、窓際に座る。

— 30代 Bさん —

寝る時間と起きる時間をなるべく同じようにした。寝る時間は毎日家に着くのが夜9時半～10時だったので11時になるようにしていた。9時半～10時に着くのが当たり前だったので、とにかく寝る準備を急いでカラダを休めることに徹した。朝は7時に家を出なければいけなかったので、6時半には起きていた。寝るときはケータイを手放し部屋を暗くした。

好きなBGMを聴いたり、ストレッチをしてリラックス状態を保っていた。

— 40代 Cさん —

まず昼寝の時間を少しずつ減らしていきました。夜にメラトニン（脳から分泌される睡眠ホルモン）がきちんと分泌されるように朝のカーテンを開けて陽の光を浴びる。なかなか入れなくなっていたが、できる限りお風呂に入り、シャワーで済ませていたのを、きちんと湯船に浸かるようにした。

夜は休息モードに入れるように、自然の映像をみたり、自然の音を聞く。激しい音楽やスマホ、パソコンは脳の刺激になり枕元に置かない。寝具を肌障りのよいものにしたり、好きな香りのアロマをアロマストーンに滴らしたりして自分の心地よいと感じる寝室にする。

リラックスできる音楽や自律神経を整える音楽をかけて寝る前にストレッチをし、ホットアイマスクやふくらはぎにリラックスシートを貼ったり、

寝る時専用の着圧ソックスを履いて、ベットに入ったら深く深呼吸をする。
— 40代 Dさん —

礼子さんの講演を聞くまでは、長めの昼寝（1 ~ 2時間）が習慣になっていた。まずそれをやめました。肉体疲労が睡眠の原動力とききき、歩くよう心掛けました。

夜は20時にはスマホをお休みモードに。仕事の都合で毎晩帰宅が0時になる夫とは寝室を別々にしました。食事も一緒にとれず寝るのも別々でとても寂しかったけれど、治るまでは頑張ろうと思いました。飼い猫2匹も夜うるさくないよう、昼間遊んであげました。
— 40代 Eさん —

・（症状）寝付けない、中途覚醒、早朝覚醒。
（実施した事）睡眠日誌を付ける、日中歩く、寝る前に携帯をみない。
・アルマを利用する、昼寝の時間を減らすこと。
・一番効果を実感したのは日中に歩くこと。昼間の活動量を増やすと、体が疲れるため、夜の睡眠が整うようになりました。
— 40代 Fさん —

当時は朝4時に目が覚めてしまい、焦れば焦るほど眠れなかった。そしてまた朝8時～12時まで、うつ病という現実逃避で寝ていた。礼子さんのアドバイスで、最初は寝室に戻らずリビングのソファに座って過ごすようにした。その後、10分位の散歩を初めて体を疲れさせるようにした。今は瞑想（マインドフルネス）が睡眠をはじめ心身のバランスを整えるのにとても効果を発揮している。

スマホアプリで無料であるのでおススメです！
— 40代 Gさん —

・なるべく昼寝をしない！しても10分程度にする！
・朝は遅くても8時までに起きる！
・夜は12時までに寝る！
— 40代 Hさん —

朝は早起きを心がけ、日中はしっかり体を動かす。お昼寝は10分程度に

し、夜は、ねむいっっ！となるようにしていました。睡眠日誌をつけはじめ、改善すべきところを一つずつ直していくと睡眠時間が伸びていきました。

— 50代 Iさん —

体がきつくて睡眠をとりたいのに、頭の興奮状が続き全く眠ることができず、とても辛かったことを思い出します。第一段階は、礼子さんにカウンセリングで薬に頼ることの不安を取り除いてもらいました。

「今は、薬に頼って睡眠時間を整え、体力を戻すことが大切」という言葉を信じてみました。初めはそれでも寝付けない日もありましたが、刺激のない睡眠環境を整えたり、日中できる範囲でセロトニンが出るような散歩、ストレッチ、集中できる活動、呼吸を意識したヨガなどをやっているうちに睡眠時間が安定してきました。毎回少しの努力が実を結び、今は薬の服用なしで眠る事ができる様になりました。

— 50代 Jさん —

・21時以降はテレビを見ないようにした
・スマホは18時で電源オフにした
・寝る1時間前から静かに過ごすようにした
・快適な寝具を整えた
・アロマの香りと共に寝た
・睡眠日誌を付けた

●体力を戻すために取り組んだこと、運動習慣について

— 30代 Aさん —

・外に出ること、身体を動かすことがしんどすぎたので、まずは家の中を1000歩あるくことを目標にした
・動けるようになってきたら、息子を保育園に送るついでに散歩した。
・外に出たくない日はヨガをした
・今はジムに通って、定期的にしっかり身体を動かしている。

— 30代 Bさん —

人前では、とにかくうつを隠したかったので、毎日激しい練習だったか

ら、いかに自分のできる事は何だろう、楽しいことは何だろう、と考えていた。表では激しい練習でも表情に出さないほうが良かったり。けど、裏ではボロボロ。歩くのもやっとこさ。日々、移動のために歩くこと。これが自分のペースにして、呼吸を整えて歩いていた。

— 40代 Cさん —

少しずつゆっくりできる範囲から取り組んだ。1日の殆どを横になって過ごしていたので、なるべく日中起きているようにして、まずストレッチから始めた。体が動かせるようになったらラジオ体操をした。午前中は（できれば朝食前）に軽く散歩。始めたころは時間を決めずその日の体調に合わせて出来そうな時に歩いた。最初は好きな音楽に耳を傾けながら景色を見て歩いている。出来ない時は無理してやらずに休む。

— 40代 Dさん —

子供のころから運動が苦手でとても困りました。唯一歩くのが好きなので、朝夕散歩をするよう心掛けました（1日1万歩の目標設定）。最初は数字にとらわれ過ぎていて、1万歩も歩けないと自分にダメ出ししたり、今日はあまり眠れないかもと思い込んだりしました。少しずつ楽しいと思える道を選ぶようにしました。夫に教わったトレーニングもコツコツしました。体を動かすのが楽しい、気持ちいいと思えるようになるまで1年以上かかりました。

— 40代 Eさん —

・症状：初めは体がだるく起きていられない状態で、体力がなく真っすぐに歩けなかった。
・実施した事：自宅の縁側で日光に当たったり、庭の草取りをした（初めは5分位しかできなかった）。自宅の階段を上り下りをする。家の近所を歩く（始めは500m歩くのも大変で、すこしずつ距離を伸ばした）。買い物は徒歩で行く（近所のスーパーや本屋）。

症状が悪い時にはマイナス思考のため、運動しても良くならないのではないか、無駄なのではないかと考えることが多かったです。しかし家に閉じこもっていても心配事や不安な事を更に考え込んでしまうため外へ出る

ようにしました。気が紛れるため、外から帰ると気分が少し落ち着きました。

— 40代　Fさん —

最初は外に出る事すら厳しかったが、1回外へ出ると思ったより簡単で、気持ちも入れ替わったので楽に散歩までできた。そしてYouTubeで「自宅でできる10分位のエアロビクス」をやってみたら、手軽だし汗をかいたらすぐにシャワーに入れるし、人目を気にしないで良いので続けられた。

そうすると「できた自分スゴイ！」と自己肯定感が高まり自信が付いた。

今では週4日、YouTubeで筋トレ、ダイエットダンス、ストレッチを1時間以上続けられている。乗りの良い音楽や、癒される音楽でのトレーニングも良いかもしれない。

— 40代　Gさん —

・1日2時間歩いていた・近所の体育館のトレーニングジムで筋トレを1日2時間、週5回のペースで行っていた

— 40代　Hさん —

ウォーキングを少しずつ始めました。雨の日はスーパーをはしごして買い物をしながら歩きました。少しずつ体が動くようになってきたので、畑で野菜を作り始めました。農作業が楽しく毎日汗を流しながら作業していました。温泉や岩盤浴にも行き、体をしっかりと温めました。

— 50代　Iさん —

もともと体を動かすことが大好きな私でしたが、病気になったことで体がやせ細り、何をやってもきつい辛い状態に陥りました。その不安からうつになっていったのですが、そのきつい状態でもできる事を本などで探りました。まずは浅くなった呼吸を深くするための呼吸、自分にできる家事、呼吸を意識したヨガ、犬の散歩…ウォーキングなど出来る事を増やしていきました。

それでも心肺機能が落ちていて不安は続きましたが、礼子さんに言われた「心臓も肺もすこしずつリハビリすれば元に戻っていきます」というアドバイスを思い出して頑張りました。テニスができる自分を想像して、体つくりをしていきたいと思っています。

— 50代 Jさん —

・家事は出来る限りやった

・なるべく毎日買い物に出て、料理をし、無理な時はキット利用した。

・できる限り毎日3000歩以上、歩くようにした。

・元気になってきたらヨガもした。

●食事内容や間食について

— 30代 Aさん —

・とにかく頭が働かず、料理の仕方がわからなくなっていたので、ゆで卵、納豆、おさしみなど簡単に食べられるたんぱく質を多めに摂った。

・礼子さんに「生姜が良い！」ときいていたので、朝食は毎日「生姜と野菜たっぷりみそ汁」と「さば缶」を食べていた。

・甘い物は適量は良いが、できるだけ摂らない様にしている。どうしても食べたくなったら果物を食べる。

・カフェインは出来るだけ減らし、ノンカフェインのものをとるようにしている。

— 30代 Bさん —

当時は、食事は1日5～6回に分けて食べていたので、まずこの回数を3回に減らした。常にお腹がいくら食べても空くというのが当たり前に考えていたので、少しお腹を休めて満腹感を減らすことにした。食事はなるべく時間をかけて、ゆっくりかんで食べるようにした。特に食事内容に制限はかけず、親がつくってくれた食事を食べていた。お菓子や甘い物は、避けるようにして、ご飯を3食きっちり食べることを続けた。

— 40代 Cさん —

1日1～2本飲んでいた栄養ドリンクをやめた。冷たい飲み物ばかり飲んでいたのをやめて、温かいものや常温のものを飲むようにした。食べ過ぎや甘いものも気を付けるように心がけた。朝食時に生姜紅茶を飲み、日中は好きなフレーバーの紅茶を飲んでいます。薬が減っていくのと比例して食欲、水分摂取量、甘いものの量も落ち着いていきました。

― 40代 Dさん ―

最初は生姜を紅茶やお味噌汁にいれて飲む程度でした。潰瘍性大腸炎で入院していたのをきっかけに、かなりストイックに変えました。白米→玄米、水道水→浄水器、白糖→てんさい糖など。結果的に眠れなくなるほど頑張ってしまい「あ！またやってる！」と思い、ゆるめるように心がけました。

玄米、納豆、味噌汁があれば◎と。でも今でも手作りしてくれた母の存在が大きすぎて手を抜く、総菜に頼る、外食をするのをなかなか許してあげられず参りました。

― 40代 Eさん ―

初期頃の症状は味覚と食欲がなく、体重が40kg以下に減少しました。バナナ、ヨーグルト、ゆで卵など食べられるものだけ摂りました。味覚と食欲が少しずつ戻り、野菜やたんぱく質（肉・魚・豆腐・納豆など）を摂るように心がけました。

後生川さんに教えて頂いた生姜入りの甘酒も摂りました。徐々に食事が美味しく感じなれるようになり、炭水化物と間食を減らし今は標準体重に戻りました。

― 40代 Fさん ―

うつの薬で太った事によりダイエットをする事になったが、そこで勉強になったのが「うつには幸せホルモンと呼ばれるセロトニンが大事→タンパク質が必要」と知り納豆、豆腐、鶏ムネ肉を食べる様に心がけ、運動後には美容系プロテインも飲んでいる。間食は砂糖→ラカントに変えてお菓子を作ったり、たんぱく質豊富なギリシャヨーグルトを食べているけど、時々、アイスやパフェも食べる♡←心の栄養。

― 40代 Gさん ―

腸内環境の改善がうつ治療に効果的と、何かの本で読んでから毎日ヨーグルト大さじ3杯にオリゴ糖をスプーン大さじ1杯まぜて食べた。小麦が精神状態に良くないという本を見てからは、パンをなるべく控え、お肉、お魚、野菜を中心に食べた。また、鉄欠乏症でも、うつと同じ症状になる

と本で読んでから、薬局で鉄剤のサプリを買って飲み始めた。

— 40代 Hさん —

病気になった時は吐き気がひどく、ほとんど何も口にする事が出来ない日が続きましたが、子供たちにはご飯を作らなくてはいけないので簡単に出来る物やレトルト食品に頼りながら、なんとかご飯を作っていました。

少しずつ食べれるようになってからは、なるべく体を温める食品をとるように心がけて作っていました。朝は礼子さんに教えてもらった生姜紅茶をのみ、根菜が体を温めると知り、根菜カレーや根菜たっぷりのお味噌汁を作っていました。

— 50代 Iさん —

食べているつもりでも激やせしていく自分の姿に体重計にのることさえも恐怖でした。とにかく食事はトレーニングと思って食べることを大切にしていきました。特にたんぱく質をしっかり摂るようにしました。病気になる前は間食で甘い物をよく食べていました。自分の体が糖化しないように、今は甘い物を控えて野菜や肉をしっかりと食べるようにしています。また、ヨーグルトや納豆などの発酵食品なども必ず食べています。自分の体をつくっている食べ物には気をつかわなければいけないと思っています。

— 50代 Jさん —

・朝・昼・晩、きちんと食べるようにした
・炭水化物を減らして、たんぱく質、野菜を多くとるようにした。
・プロテインを飲んだ
・午後4時以降は、カフェインのある飲み物は飲まない様にした
・砂糖を控えた

●うつ病に関する情報とのかかわり方について

— 30代 Aさん —

・まさに私は「ネット（SNS）依存」に陥っていた。ネットは情報にあふれているので終わりがなく、半永久的に見てしまう。とくにうつ治療中は意欲がないので、簡単に手に取れるスマホを利用してしまうので、ネッ

トより本で情報得る方がよいと思う。

・色々な本を読んで「自分が信じられるもの」で治療した方が治りも早いと思います。

— 30代 Bさん —

・記載なし

— 40代 Cさん —

うつ病に関する書籍は礼子さん以外のものはほとんど読んでいないです。

自分で正しい情報かどうかを判断するのが難しいと思ったのでSNSでうつ病に関するものは見ていません。テレビはNHKの健康番組をみました。

基本的にわからない事や疑問は主治医に聞いたり、相談したりしていた。すぐに忘れてしまうので、聞きたいことなどノートにメモしておいて通院日に持っていきました。

— 40代 Dさん —

SNS情報は殆ど見ませんでした。具合が悪くなる。礼子さんの本と、井原裕先生の本、講演を参考にしました。礼子さんのブログも読み、「そうだよな」と自分軸に戻してもらっていました。家にテレビがないので余計な情報が入らず無くて良かったと思います。うつを経験したことのある人と無い人の違いが断然分かるようになり、経験したことのある方で実名と顔を出している方のブログは時々読みました。読んでいて、自分がほっと安心できるかが大切だと思います。

— 40代 Eさん —

ほぼ毎日、うつ病に関する事をネットで検索していました。長時間ネットを見る事もあり、内容によっては体調が悪くなることもあったので、ネットを利用する時間を減らしていきました。図書館へ行き、うつ病に関する本をいくつか読みました。後生川さんの本の様な体験談が書かれていた内容の方が、私には参考になりましたし勇気を貰えました。

— 40代 Fさん —

今、SNSでは情報があふれ過ぎているので、自分できとんと情報を選ぶ事が必要だと思ったので、本だったら礼子さんの本や、精神科医が書い

た本を読みました。SNSでもYouTubeチャンネル登録数が多い（信頼度が上がる）精神科医やカウンセラーさんの動画を観ました。

— 40代　Gさん —

本屋で、うつに関する本を片っ端から買って読んだ。又、近くの図書館に行き、うつに関する本を読みあさった。でも、うつ改善に一番効果があったのは、後生川先生の最初の著作「あなたのうつ、絶対克服できます！」だった！この本は100回は読んだ!!　SNSでうつ改善の情報を探しまくったが、あやしい情報が多かったのでやめて、有名人や芸能人でうつを克服した人の情報を調べまくった！

— 40代　Hさん —

今の世の中には情報があふれています。にも関わらずうつ病に関する情報はあまりに少ないように思います。

— 50代　Iさん —

体や心がきつい時は、古本屋さんから本を買ってきて、うつや眠りに関する本をたくさん読みました。その中から自分にできそうなことを実践してきました。

自分が一番辛い時に出逢った後生川先生の本は私に勇気を与えてくれました。そしてこの先生に話を聞きたいという思いが叶って出逢うことができたのです。

後生川先生との出会いが今、回復に向かっている私につながっているのだと思っています。病気をすると色々な人が近づいてきます。家族や友だちなどにしっかり相談して自分に必要なことを選んでいきたいです。

— 50代　Jさん —

・SNSは見ないようにした
・薬についての検索はやめた
・著書は礼子さんのものだけを読んだ。

●診察室の中での主治医とのかかわり方や、お薬のとかかわり方について

― 30代 Aさん ―

・うつ治療中で頭が働かない。対人恐怖が出ている状態だと、主治医と関わるのも一苦労。礼子さんのアドバイス通り、「質問はメモしておく」「疑問は全てぶつける」をやりました。夫や母についてきてもらい、質問したこともあります。

・お薬は「症状を一時的に抑えるもの」。うつを治すものではありません。適量、短期間使用するのは良いが、お薬だけではうつは治りません。

― 30代 Bさん ―

・記載なし

― 40代 Cさん ―

主治医に言いたいことや聞きたいこと、体調の変化などをノートに書いて通院日に持っていきました。診察時は主治医に言われたことやアドバイスなどをノートにメモしながら聞いていました。体調が悪く話すことができない時は、書いたものを主治医に渡して読んでもらったこともありました。

お薬を処方してもらう時は、必ず主治医に副作用や気を付けることとどれくらいで効果が出るのかなどを聞きました。薬は信頼し、言われた通りに飲みました。

自己判断で減らしたり、やめたりしませんでした。

― 40代 Dさん ―

発症してから17年以上、ずっと同じ女医の先生で、ほっと安心できるけれど、ただ受け身になっていました。先生の言うことをちゃんと聞くよい子でいようとしていました。先生が治してくれると思っていた時期もありました。

自分がどうしたいか、なんだと気づき、薬はこんな風に減らしていきたい等、伝えるようにしました。安定剤は長く服用していたので、依存性が高く『これが無いと不安』になっていました。ゆっくりゆっくり0.5mg1錠を0.25mgを2錠にし、3日に一度飲まないなど自分が安心できるよう減

薬しました。
― 40代 Eさん ―

主治医には少しでも疑問に思う事があれば質問しました。減薬の時は先生と相談しながら、減ることに不安にならないように、ゆっくりと減らしました。
― 40代 Fさん ―

診察時間は限られているし、混乱している自分の考えをまとめる意味でも聞きたいことはメモをして質問しました。その方が自宅に戻ってからも先生の返答がハッキリ覚えられて、後になってからも助かりました。

薬は松葉杖の役割で、自力で立てない時に支えてもらい、リハビリしながら歩けるようになったら手放すイメージなので、必要な時に薬に頼ることは大事だと思ったので、薬には感謝しています。
― 40代 Gさん ―

後生川先生の著書を参考に、診察時間に聞きたい事をあらかじめメモして、ムダな時間を省いていた。又、薬をやたらすすめる先生の病院はすぐにやめて、減薬に理解ある主治医にかかり、薬を減らしてもらった。睡眠薬もなるべく飲まなくていいように、日中とにかく体を動かして、自然に眠れるようにした。
― 40代 Hさん ―

病院へ行く日は先生に聞きたいこと、いま気にしていることをメモして行くようにしていました。限られた時間の中を有効活用するよう気を付けていました。お薬は最初の頃どんどん量が増えていき不安でいっぱいだったことを覚えています。
― 50代 Iさん ―

後生川先生の本の中で読んだ「薬は最小限、最低期間で服用する」ということに私も同感していたので、主治医にもそのことをはじめにお願いしました。

薬に依存した生活に不安を持っていたからです。しかし、どんなに自分で努力しても眠ることができない身体も弱りはてていく時に、薬を信じて

服用することは回復の一助となりました。その時に心掛けていたことは、必ず薬に頼らず生活できるようにするという強い思いでした。

自分を信じ、前向きな思考になるように…、うつのことを考えないで気晴らしをするように…、大丈夫！大丈夫！と自分に言い聞かせながら、今を大切にするように心がけました。自分なりの努力をしているうちに、睡眠剤は1か月半で服用しなくてよくなりました。

— 50代 Jさん —

・薬はなるべく飲みたくない、飲んでも減らしていきたいという意思を伝えた
・改善したこと、できるようになったことを伝えた
・睡眠日誌を見せた
・聞きたいことをメモして質問し、納得するまで聞いた

●朝おきてから寝るまでの、1日の時間の使い方について

— 30代 Aさん —

・最初は寝てばかり。寝ても寝ても眠い。そしてスマホを見て終わる日々。礼子さんのカウンセリングを受け始めて、睡眠日誌を付け始めてからは、少しずつ睡眠時間を一定にしていけるよう散歩したり、1日1つだけでも家事をしてみたり。そんなことをしているうちに本当に少しずつ動ける日が増えてきて、やりたいことが出来る1日になっていきました。

— 30代 Bさん —

1日1日をどう乗り切るかを考えていた。学校へも行かなきゃいけない。とにかく隠せる部分を隠して乗り切っていた。どう乗り切れるかを常に考え、すこしでも頑張ろうものならココロとカラダがはじけそうだった。

— 40代 Cさん —

日によって体調が違うので、その日の体調に合わせて行動した。散歩も毎日ではなく、できる時に、本が読めそうな日は本を読んだり、活動ができそうな日は掃除や洗濯をした。ダルい日は無理せず休む(ことをする)。

夜は睡眠のためにスマホやパソコンなど脳に刺激になりそうなものは避

けマッサージやストレッチして休息モードに入れるようにする。
— 40代 Dさん —

洗濯（これは先にしないと落ち着かないと気づいた)、苦手な料理、頭を使う勉強やメールの返信は早めに終わらせる。10時ごろ起きてくる夫と少し話した後、買い物や散歩をかねて外出。午後はゆっくり洗濯物をたたんだり、トレーニングしたり、夕方また散歩に出かける。夕食の後に猫と遊ぶ。

20時以降スマホをみないようにし、マッサージや深呼吸。お風呂で身体を温めて22時に薬を飲み、22時半ごろ寝る。午後から夜にかけてゆるめていくイメージを大切にした。それでも気付くと色々詰め込んでしまう。今日やることをメモに書きだしておくと、優先順位がつけられて余計なことは手放せた。
— 40代 Eさん —

生活リズムを立て直すために、毎朝起きる時間を固定し、午前中はウォーキングや家事をして動くように意識しました。初めの頃は午後は動けない事もありましたが、少しずつ活動量を増やしました。
— 40代 Fさん —

当時はとにかく休みたかったので、「嫌な事は先に終わらせてから休もう」と思い、一番しんどかった朝だけど、朝のうちに夕飯を作って、そのままの勢いで近所の神社まで散歩して「うつが治りますように」と参拝してから横になりました。そうすると「やるべき事はとりあえず済ませた」と自分をほめる事が出来ました。食欲がなかったけれど、とりあえず体に良さそうな納豆ご飯は昼食に食べるようにしました。夕方になると比較的まともになれたので「夕方になれば、まともになれるんだから大丈夫だよ」と自分に言い聞かせていました。
— 40代 Gさん —

後生川先生の著書を参考に、1日のスケジュールをあらかじめノートに書き、なるべく日中寝ない様に活動するようにした。
（例）休みの日：朝は9時～図書館で読書、12時昼食、13時体育館でト

レーニング、15時スーパーで買い物、フリースペースで勉強、新聞を読むetc…

— 40代　Hさん —

平日は4時30分に起き、娘のお弁当をつくり、ワンちゃんの散歩、筋トレをして7時30分～遅い時間は19時30分まで仕事をします。夜ご飯を食べてからゆっくりお風呂につかりながらケータイを見たり、漫画を読んだり、時間を有効活用してます（笑）。休日もなるべく早く起き、テキパキ動くようにしています。その分できた時間で、おもいっきりゴロゴロダラダラしたりお昼寝をしたりしています。

— 50代　Iさん —

抗うつ薬を服用している間は、朝から起きて夫の食事の用意、そして食事を摂ると、しばらく横になる事が多かったのですが、その後は自分で出来る家事をやりました。できるだけ散歩、買い物、犬の散歩など1日一つでもできる事を見つけて外に出る様にしました。体調が少し悪いと思ってもYouTubeを見ながらヨガをして深い呼吸ができるように努めました。

不安が大きくなった時は、読書やお手玉、ピアノ（弾けませんが…）など集中できることにチャレンジして気持ちを落ちつかせました。

— 50代　Jさん —

・朝食、一通りの家事、買い物、ウォーキング
・昼食、夕方できる時はウォーキング
・夕食、20時半に入浴、22時就寝

質問2　うつ病になる前の自分自身に伝えたいことはありますか

— 30代　Aさん —

・自分を一番に大切にしてください。自分の気持ちに寄り添って気付いてあげてください。自分の気持ちや身体からの警告を無視してはダメ！
・本当にやりたいことは何か、自分と向き合い、考えて、やりたいことを

実現して下さい。「健康第一！」

— 30代 Bさん —

頑張っていた自分をめちゃくちゃ誉めてあげたい。同時に出来ない事は出来ない。周りの文句や暴言によって雰囲気に流されるなと言いたい。

自分を守れるのは自分なんだから、もっともっと自分と向き合って会話して、自分の成長につなげてほしかった。そして体調管理も、スポーツをやっているのだから徹底してほしかった。カラダのことに限らずに自分の思ったことを言ったり、反論したり、とにかく自分の中で抱え込んだり、ためないで欲しかった。

— 40代 Cさん —

もう少し人を信頼し、心配しすぎず、考えすぎず、何事もシンプルにね。体の力を抜いて、物事はなるようにしかならないから。無理はしない、する必要はないよ。

— 40代 Dさん —

そんなにぎゅうぎゅうに詰め込まなくていいんだよ。みんなと仲良くしていいんだよ。完璧にやらなくていいんだよ。良い子じゃなくていいんだよ。色々やりたいことがあったのに、叶えてあげられなくて、ごめんね。

言いたいことがあったのに、言えなくてごめんね。もっとゆっくり休んでいいんだよ。時々さぼって、無駄に時間を使ってもいいんだよ。

急がなくて、焦らなくていいんだよ。自分のペースで、自分が納得するように、色んなことにチャレンジすればいい。もう怒られないから大丈夫だよ。

— 40代 Eさん —

・自分を肯定する事も大事

・物事のとらえ方がマイナス思考に偏りがちなので気を付ける

・周りの事を優先しすぎない、他者の評価を気にしすぎない事

— 40代 Fさん —

いずれうつ病になるような考え方をしていたから、「0か100思考」をやめて「真ん中の50」を取る考え方をするのも必要だと思う。そして「未

来の不安」で「今の時間」を過ごすのはもったいないので「問題に直面したら考えよう」「今この瞬間が幸せならそれで良し」という思考を取り入れる事も大切だと思う。

そして「自殺願望」は脳のエラーであり、頑張りすぎた事が原因なので、自分が悪い訳ではない。今は休息し、また再起動を試みれば良いと思う。

— 40代　Gさん —

・どうしても合わない仕事を無理に続ける必要はないよ！

・睡眠と運動は本当に大事！食事もね！

・家庭持ちの男性は仕事やめたら家族はどうなる!?　収入は！生活費は！

と色々考えてやめられないと思いますが、私は電話相談の方から「大丈夫！いざとなったら生活保護もありますから！」と言われ「なるほどー！」と思って吹っ切れました。結局、仕事は休職あつかいにして、少しの給料をもらいながら、嫁の実家にお世話になりながら治療しました。

— 40代　Hさん —

シングルマザーとして、仕事、家事、育児に追われ手を抜くことが出来なくて、いつも完ぺきを求め実行していました。もっと誰かに甘えていい、完ぺきじゃなくていい、ダメでいい、と伝えたいです。

— 50代　Iさん —

そんなに真面目に頑張らなくてもいいんだよ！適当が一番！そんなに不安にならなくて大丈夫だよ！心も体も治る力を持っている。不安にぶつかったら、まずは深呼吸して自分を信じて、自分のことをしっかり愛しなさい！

健康に自信があったあなたも少しずつ無理ができない年齢になっているのかもしれません。しっかり睡眠をとって、無理のない運動をして、たんぱく質をしっかり摂って、糖分控えめ。そして意識して水分補給を心掛けよう。

— 50代　Jさん —

・ちゃんと食べましょう

・身体を動かしましょう

・同じことをずっと悩んではダメです

・いい人をして無理するのはやめましょう
・自分の気持ちに正直に生きよう

質問3 辛い状況を乗り越えた「いま」だからこそ、言えることはありますか

― 30代 Aさん ―
・乗り越えたから、当たり前だと思っていたことが当たり前じゃないと気が付けました。笑うこと、ご飯を美味しいと食べること、息子と遊べること、そんなことが出きる毎日に感謝です。
・うつ病になる人は「弱い人間なんかじゃない!!」ただ自分を知らないだけです。
うつになる人は自分に厳しい人が多い。人の目なんて気にせず、自分の人生を全うすれば「うつとさよならできる!!」

― 30代 Bさん ―

今、振り返ってみるとうつは、なるべくしてなったのだと思う。それに、うつが自分の限界を教えてくれたのだと思う。朝早く夜は遅い。食事の量、暴言の連続。ココロとカラダはボロボロになっていたのに、気が付いていなかった。そういう意識もココロとカラダを見直すきっかけになったし、言葉をどう交わすかとか人間関係の付き合い方や、命のことなど様々な方面のことを学ぶことが出来た。うつには感謝している。

― 40代 Cさん ―

二度と戻りたくないが勉強になりました。心と体がつながっていることを身をもって学び、経験や知識が増え、病気にならないとみることができない景色も見ることができた。日々の何気ないことへの感謝などたくさんのことに気が付くことができた。

― 40代 Dさん ―

ずっと薬を飲んでいる自分を責めていました。すぐに治らない自分、働けない自分、子どもが産めない自分も責めていました。小さな私は本当に

本当に辛かったと思います。どんな時も私はずっと頑張っていた。良くなりたいと思って頑張ってきた。だからもう自分を責めるのはやめます。労って、許してあげたい。優しく抱きしめてあげたい。どんな感情が沸いてきてもまずは「そうだよね」と共感してあげたい。自分とのパートナーシップが大事だと思います。

— 40代 Eさん —

1人では病気を克服する事は出来ませんでした。家族の支えがあったから乗り越えられたと思います。病気を克服された方の言葉に勇気づけられました。

経験者にしか分からない苦しみや辛さを理解してもらえた事で、気持ちが軽くなったし、自分も克服できるんだと思えました。

— 40代 Fさん —

「うつになって良かった」とは思わないけど「うつになったから気が付けた事」がたくさんあり、うつになる前より今は強くなれたと思う。それは考え方やとらえ方を変えられたからで、結果、自分を守る事につながった。自分を守る術を知らないとつぶれてしまう。

・「0か100思考」をやめる

・未来の不安で今という時間を過ごすのはもったいない

・当たり前の日常が幸せな事だと心から思える。生きてこそだと思った！

— 40代 Gさん —

うつになる以前に比べて、本当に精神的にも肉体的にも強くなれた！

うつは自分を強くする為、人間的に成長する為に私にとっては絶対に必要だった。うつになって本当に良かった！と心の底から思える。うつに感謝！だって、後生川礼子先生という素晴らしい先生とも出会えたからね（実際に会った事はないケド…）。

— 40代 Hさん —

あの時の経験は私のターニングポイントになりました。大嫌いだった自分から生まれ変わる事が出来ました。礼子さんと最初に決めた、どんな自分になりたいか？その目標に少しずつですが近づけたように思います。う

つは治る病気です。そして乗り越えた先には、うつになる前の何倍もすてきな未来が待っていると思います。

— 50代 Iさん —

まさか、自分がうつになるとは思ってもみませんでした。初めは薬が合わずに体調を壊しただけでしたが、次から次に起こる体の不調に不安で自分で病気に追い込んでしまい、心まで病気になってしまった気がします。

前向き思考ができず、不安に押しつぶされそうになっていた私を後生川先生や家族、ドクター、近所の方、友だちなどたくさんの方に支えてもらいました。何もできない弱い自分になってしまって気が付いた周りの人の温かさ、そして、弱い人の気持ち、今まで見えてなかったことが沢山見えた気がします。このことをどう返していくかが、これからの生き方につながっていくのだと思います。

— 50代 Jさん —

年齢のこともあり、乗り越えられるかという不安しかなかったけど、礼子さん、家族にたくさんお世話になり今があります。治るよ！なんて信じられなかったけど、治るんだなぁと思います。

質問4 社会やうつ病治療に対して、ご要望やなにか伝えたい思いはありますか

— 30代 Aさん —

「うつは薬を飲めば治る」「精神科へ行こう」という風潮は危険だということを知ってほしい。先生へ言われるがまま、薬を飲んでずっと休めば治るものでもない。「自助努力」「自分を知ること」は必須！精神科の先生方にはお薬の勉強よりも「人本来の自己治癒力」を引き出せるアドバイス、治療の勉強をしてほしい。投薬治療しかできない精神科はいらないと思います。

— 30代 Bさん —

まだまだうつ病に対して冷めた視線があるように感じる。当時はうつ病なんて言えないし、ましてや同世代にわかってもらえる事なんて何もなかった。

「何かあったら言ってね」「いつでも話きくから」とかって、本当はキレイごとなんじゃないかと思う。もっともっとうつ病に対しての理解が増えていって欲しいし、自分の立場でうつになったらって考えて頂きたい。

― 40代 Cさん ―

私は幸い人に恵まれて嫌な思いはほとんどしませんでしたが、見た目ではわかりづらい病気なので誤解されることはありました。うつ病の正しい知識が広まるといいですね。

― 40代 Dさん ―

薬を長く処方する、内服するのは良くないと思います。私の主治医の先生はカウンセリングを重視しており、何十錠も出すことはありませんでした。多い時でも7〜8錠＋漢方。それでも1日3回安定剤を15年、飲み続けた結果「安定剤がないと不安」になり、安定剤なしでどうやって体をゆるめたらいいか分からなくなりました。深呼吸やマッサージなどでゆるめる習慣が身につかない。日中の安定剤をやめた今でも、体をゆるめる（→結果、心も）ことに苦労しています。

― 40代 Eさん ―

病気から復職に理解を示してくれる会社が増えれば良いなと思います。なかなか理解されにくい病気だと思いますが、少しでも偏見や差別が減ってほしいです。

― 40代 Fさん ―

海外ではカウンセラーに相談したり、スポーツ選手がメンタルトレーニングを受ける事は日常的で当たり前の事だそうですが、日本ではまだまだ理解に乏しく、結果、内に秘めて悪化してしまう人が多いと思います（現に心療内科や精神科はいつも予約が一杯＝周りで実は心の病を患っている人が多い）なのでもっとオープンな環境になればいいと思う。礼子さんがやっている、うつになった方々の集いの場などは「自分は1人じゃないんだ！」と思えるとても必要な場だと思うので、市区町村レベルで整えばいいなと思う。

— 40代 Gさん —

今の精神科の病院の、薬を基本とした治療法を1日も早くやめて頂きたい。私は入院中、他の患者さんで30年間うつで薬漬けになって、治ってなくて、入退院を繰り返している人を見て心の底からそう思った！うつは、その原因をとりのぞく（仕事が原因なら仕事を変える）そして生活習慣を変え、食事を変え、運動をしっかりすると治る。と自分の身をもって体験したから。

— 40代 Hさん —

「うつ」という病気に対して、もっともっと情報発信してほしいです。

私も自分がなるまで「治らない病気」だと思っていました。ですが、礼子さんと出会い「え、治るんだ!!」と知りました。もっともっと「治るから心配いらないよ」と社会にそんな空気が流れるといいなと思います。そして私も体験した「薬に頼らずとも治る」という治療法がもっともっと広がればいいなと思っています。

— 50代 Iさん —

誰が、いつ、うつという病気になるか分からない社会です。自分が病気になってそう思いました。私は、もう仕事を退職して大丈夫な年齢にありますが、世の中にはそうでない方もいらっしゃると思います。社会保障など病気になっても安心して休める社会になるといいなぁと思います。また、治療については薬を処方して終わりではなく、どのような生活をすればより早く回復につながるかをアドバイスもしてくれるような対応をしてほしいと思っています。

— 50代 Jさん —

社会はうつ病に対して暗いイメージしかありません。もっとオープンにみんなで支えていける社会になればと思います。治療については薬をただ出すのではなく、薬を減らすためのアドバイスは欲しいです。

質問5 いままさに「うつ病」で闘病生活を送っている方へ、温かいメッセージをお願いいたします。

— 30代 Aさん —

・自分に厳しく生きてきて、人からの評価を気にして生きてきた私。今、うつ病と共存している皆様もそうやって生きてきたのかな？頑張ってこられたのかな？と思います。不安でいっぱいだということも知っています。私もそうでした。ただ病気を敵だと思っている間はなかなか治癒が進みにくいかもしれません。

— 30代 Bさん —

本当に誰に話したらいいのか分からない。自分自身がどうしていったらいいのか、わからない。だけど最後まで力を貸してくれるのは、自分の力と家族と、うつを克服していった人たちの言葉。本当にこの3つに尽きると思う。最後の最後まであきらめることなくコツコツと前へ進んで頂けたらと思う。うつの時は本当に何も考えられないし余裕がないけど、克服してしまうと自分で決められるようになるし選べるようになる。少しずつでも力になれたら良いと考える。ぜひうつ克服しよう。心から応援しています。

— 40代 Cさん —

辛い状況から1日でも1分でも1秒でもいいから、早く抜け出したくて無理をしてしまいました。結果、よくなったり悪くなったりを何度も繰り返し遠回りをすることになりました。少しずつ、1歩ずつ、1つずつ、1日ずつです。大丈夫、何とかなります。

— 40代 Dさん —

「治りたい」「治したい」と思えば必ずそちらに道が開けてきます。時間がかかっても、自分が望むペースでなくても、あきらめなければ必ず夢は叶うようになっている。私は早く治したくて、いつも焦っていました。結果がすぐに出ないことは嫌いで、すぐ出来ない自分を責めていました。自分を責める必要はありません。自分を責めると自分いじめです。すぐに出来なくても大丈夫。「ダメ！…じゃないかも」と少しずつ、1ミリずつ思

考を変える。その繰り返しです。そしていつも自分の味方で周りの人と違ってもいいから、「私らしい」ってどんな感じかな？を追求していってください。きっと魂が喜んで輝いてくると思います。

— 40代　Eさん —

必ず良くなります。信じて諦めないで下さい。自分の思うようなペースで回復しなくて辛い思いをするかもしれない、でも少しずつ確実に良くなっていきます。

— 40代　Fさん —

私も最初は「うつになって良かった」なんて絶対に思えるはずがない、と思っていました。今でも「良かった」とは思いませんが、あのまま生きていたら、いずれうつ病になる思考をしていましたし、気付けた事がたくさんあったので、以前より強くなり、同時に自分を守る術を習得しました。

0から100を目指すと気おくれしてできないので、まず0から1を目指して、出来たら自分をほめまくる事が大切だと思います。1できたら2も必ずできますし、2ができ、3ができ…気づいたら必ず100までできる様になります。

でも時々「できなくても、ま、いっか」「無理は禁物だから、今日は休もう」という英断も必要で、気力が無い時は弱音を吐き、子供にもありのままの姿を見せていいと思います。焦らなくて大丈夫です。必ずやる気は戻りますから！薬も最初は抵抗ありましたが、薬は松葉杖の様な役割なので、リハビリしながら歩けるようになるまではお世話になってていいと思います。私は瞑想（マインドフルネス）がとても効果がありました。すぐに眠れました。そして脳が休まる事により、心に余裕ができ、ポジティブになったり、感情コントロールUPにつながるそうです。無料でスマホアプリで出来るので良かったら試してください。

— 40代　Gさん —

うつは「絶対治る！治す！」という気持ちがあれば、必ず治ります。私もうつのどん底の時は、本当に治るのか不安で不安で仕方がなかったですが、後生川先生の「あなたのうつ絶対克服できます！」を何十回も読んで、

先生が回復していく姿を自分に重ね合わせ、とにかく先生のやっていた事をまねしていました。

日記（良くなってきたことだけを書く）、生姜紅茶を毎日飲む等…。そして本当に薬に頼らず治りましたよ。

― 40代 Hさん ―

今、とっても苦しくて、辛くて、本当に治るの？って思いながら毎日過ごされていることと思います。でも、治ります。最初は「治るの？」から「治るかも」そして「治ったかも」って。毎日の変化は小さくても、いつか振り返れば自分でもおどろくほど、未来へ向かって進んでいるはずです。

そして、この本を読んでいるという事は、自分の力で未来をつかみに行こうとされていると思います。その気持ちがあればぜったい大丈夫です。

― 50代 Iさん ―

先の見えないトンネルの中にいて、不安と焦りで押しつぶされそうな、あなた。辛いですね。「私は大丈夫！」と自分を信じてください。

「よく頑張っているね！」と自分をほめてあげて下さい。「ありがとう！」と自分自身や支えてくれている人に感謝をして下さい。少し無理するかもしれませんが、小さな一歩を踏み出しているうちに、その一歩が大きな一歩につながっていきます。少しの無理の繰り返しが大切だと思います。

あなたの未来がキラキラと輝き、あなたが心から笑えますように…。祈っています。

― 50代 Jさん ―

この暗やみから抜け出せないかもと思うこともあるかもしれません。でも、必ずトンネルは抜けます。絶対、抜けるんだと思って少しずつ色々なことを改善してください。そしてみんなに助けてもらってくださいね。きっと笑顔は取り戻せます。

質問 **5**	いままさに「うつ病」で闘病生活を送っている方へ、温かいメッセージをお願いいたします。

〈回答者の直筆文章〉

● Aさん

自分に厳しく生きてきて、人からの評価を気にして生きてきた私。今、うつ病と共存している皆様もそうやって生きてきたのかな？頑張ってこられたのかな？と思います。不安でいっぱいだということも知っています。私もそうでした。

ただ、病気を敵だと思っている間はなかなか治癒が進みにくいかもしれません。「いったいうつは私に何を教えてくれてるのかな？」と考え、「うつの自分を受け入れること」から回復が進むのかもしれません。

どんなあなたでも大丈夫。大切な存在。必ず良くなります。

信じて、どうぞあなたらしく生きて下さい。

● Bさん

本当に誰に話したらいいのかわからない。自分自身がどうしていったらいいのかわからない。だけど最後まで力をかしてくれるのは、自分の力と家族とうつを克服していった人達の言葉。本当にこのうつにつきると思う。最後の最後まであきらめることなくコツコツと前に進んで頂けたらと思う。うつの時は本当に何も考えられないし余裕がないけど克服してしまうと自分で決められるようになるし選べるようになる。少しでも力になれたら良いと考えている。ぜひうつ克服しよう。心から応援しています。

● Cさん

辛い状態から1日でも1分でも1秒でもいいから早く抜け出したくて無理をしてしまいました。結果、良くなったり悪くなったりを何度も繰り返し遠まわりをすることになりました。

少しずつ、1歩ずつ、1つずつ、1日ずつです。

大丈夫、なんとかなります。

Dさん

『治りたい』『治したい』と思えば必ずそちらに道が開けてきます。

時間がかかっても、自分が望むペースでなくても、あきらめなければ必ず夢は叶うようになっている。私は早く治したくて、いつも焦っていました。結果がすぐ出ないことは嫌いで、すぐ出来ない自分を責めていました。自分を責める必要はありません。自分を責めるとは、自分いじめです。


すぐにできなくても大丈夫。

『ダメ！…じゃないかも』と少しずつ、1ミリずつ思考を変える。その繰り返しです。

そしていつも自分の味方で
まわりの人と違ってもいいから、『私らしい』ってどんな感じかな？
を追求していって下さい。きっと魂が喜んで輝いてくると思います。

Eさん

必ず良くなります。信じて諦めないで下さい。
自分の思うようなペースで回復しなくて辛い思いをするかもしれない、
でも少しずつ確実に良くなっていきます。

Fさん

私も最初は「うつになって良かった」なんて絶対に思えるはずがない、と思っていました。

今でも「良かった」とは思いませんが、あのまま生きていたらいずれうつ病になる思考をしていましたし、気付けた事がたくさんあったので、以前より強くなり、同時に自分を守るすべを習得しました。0から100を目指すと気おくれしてできないので、まずは0から1を目指して、できたら自分をほめまくる事が大切だと思います。1できたら2も必ずできますし、2ができ、3ができ….気付いたら必ず100までできる様になります。でも時々「できなくても、ま、いっか」「無理は禁物だから、今日は休もう」という英断も必要で、気力がない時は弱音を吐き、子供にもありのままの姿を見せていいと思います。焦らなくて大丈夫です、必ずやる気は戻りますから。

薬も最初は抵抗ありましたが、薬は松葉杖のような役割なので、リハビリしながら歩ける様になるまではお世話になっても良いと思います。


私は瞑想（マインドフルネス）がとても効果がありました。呼吸が整うまで自律神経が整ってすぐに眠れました。

そして脳が休まる事により、心に余裕ができ、ポジティブになったり、感情コントロール等につながるそうです。無料でスマホアプリでできるので良かったら試してみて下さい。

● Gさん

うつは「絶対治る！治す!!」という気持があれば、必ず治ります！私もうつのどん底の時は、本当に治るのが不安で不安で仕方なかったですが、後生川先生の「あなたのうつ、絶対克服できます！」を何十回も読んで、先生が回復していく姿を、自分にかさね合わせ、とにかく先生のやっていた事をまねしていました!! 日記（良かったことだけ書く!!）生姜紅茶を毎日飲む 等…。そして、本当に薬にたよらず治りましたよ!!

● Hさん

今、とっても苦しくて、辛くて、本当に治るの？って思いながら毎日過されていることと思います。でも、治ります。最初は「治るの？」から「治るかも」そして「治ったかも」って。毎日の変化は小さくても、いつか振り返れば自分でもおどろくほど、未来へ向って進んでいるはずです。そして、この本を読んでいるという事は、自分の力で未来をつかみにいこうとされていると思います。その気持ちがあれば ぜったいに大丈夫です。

● Iさん

先の見えないトンネルの中にいて、不安と焦りで押しつぶされそうなあなたへ。

辛いですね。「私は大丈夫！」と自分を信じて下さい。「よく頑張っているね」と自分をほめて下さい。「ありがとう！」と自分自身や支えてくれる人に感謝をして下さい。

少し無理するかもしれませんが、小さな一歩をふみ出しているうちに その1歩が大きな一歩につながっていきます。少しの無理のくり返しが大切だと思います。

あなたの未来がキラキラと輝やき、あなたが心から笑えますように…。

祈っています。

● Jさん

この暗やみから抜け出せないかもと思うこともあるかもしれません。でも、必ずトンネルは抜けます。

絶対、抜けるんだと思って少しづつ色々なこと改善してください。そして、みんなに助けてもらってくださいね。

きっと、笑顔は取り戻せます。